Smascherare il Disturbo narcisistico di Personalità

Strategie per Trattare con i narcisisti nelle relazioni Personali e Professionali

DI
Margot Pearson

Sommario

Introduzione

Messaggio di benvenuto

Benvenuti a "Smascherare il disturbo narcisistico della personalità: strategie per affrontare i narcisisti nelle relazioni personali e professionali". Questo libro è progettato per essere la tua guida attraverso il mondo spesso confuso e doloroso delle interazioni con individui che soffrono di Disturbo Narcisistico di Personalità (NPD). Sia che tu abbia un narcisista nella tua vita personale, come un membro della famiglia o un partner, o che tu ne abbia a che fare nel tuo ambiente professionale, questo libro ti fornirà le conoscenze, gli strumenti e le strategie necessarie per gestire queste relazioni difficili.

Introduzione all'argomento e all'importanza di comprendere l'NPD

Il disturbo narcisistico della personalità è una condizione di salute mentale complessa e spesso fraintesa. Le persone con NPD mostrano un modello pervasivo di grandiosità, un costante bisogno di ammirazione e una mancanza di empatia per gli altri. Questi tratti possono portare a significativi problemi interpersonali e disagio emotivo per coloro che li circondano. Comprendere l'NPD è fondamentale perché ti consente di riconoscere i segni e i comportamenti associati a questo disturbo, consentendoti così di proteggerti e prendere decisioni informate su come interagire con i narcisisti. Acquisendo informazioni sulle cause e le dinamiche sottostanti dell'NPD, puoi navigare in queste relazioni in modo più efficace e mantenere il tuo benessere.

Scopo del libro

Lo scopo principale di questo libro è demistificare il disturbo narcisistico di personalità e fornire strategie pratiche per trattare con i narcisisti sia in contesti personali che professionali. Ha lo scopo di fornirti una comprensione completa dell'NPD, comprese le sue radici, manifestazioni e impatti sulle relazioni. Inoltre, questo libro cerca di offrire consigli pratici su come gestire e mitigare gli effetti dei comportamenti narcisistici, assicurandoti di poter mantenere confini sani e dare priorità alla tua salute mentale ed emotiva.

Obiettivi e traguardi per i lettori

- **Consapevolezza:** Migliora la tua consapevolezza e comprensione dell'NPD e delle sue caratteristiche.
- **Identificazione:** Fornirti la capacità di identificare comportamenti e modelli narcisistici negli individui.

- **Strategie:** Fornire strategie efficaci per gestire le relazioni con i narcisisti, sia a livello personale che professionale.
- **Recupero:** Offrire indicazioni sulla guarigione e il recupero dall'abuso narcisistico.
- **Supporto:** Aiutarti a sostenere gli altri che hanno a che fare con narcisisti e ad aumentare la consapevolezza sull'NPD nella tua comunità.

Panoramica

Questo libro è strutturato per accompagnarti in un viaggio completo attraverso la comprensione e la gestione del disturbo narcisistico della personalità. Ogni capitolo si basa sul precedente, garantendo un'esplorazione coerente e approfondita dell'argomento.

- **Capitolo 1: Comprendere il disturbo narcisistico di personalità**
  - Scopri i criteri clinici, i tipi e le idee sbagliate comuni di NPD.
- **Capitolo 2: Le radici del narcisismo**
  - Esplora le teorie psicologiche, le influenze infantili e i fattori genetici che contribuiscono all'NPD.
- **Capitolo 3: Identificazione dei comportamenti narcisistici**
  - Scopri i tratti e i comportamenti comuni dei narcisisti, supportati da casi di studio.

- **Capitolo 4: Impatto del narcisismo sulle relazioni**
    - Comprendere come l'NPD influisce sulle relazioni personali e professionali e le conseguenze emotive.
- **Capitolo 5: Strategie per gestire i narcisisti nelle relazioni personali**
    - Ottieni strategie pratiche per stabilire confini, comunicazione efficace e cura di te stesso.
- **Capitolo 6: Strategie per gestire i narcisisti nelle relazioni professionali**
    - Impara le tecniche per gestire le aspettative, risolvere i conflitti e costruire una rete di supporto sul lavoro.
- **Capitolo 7: Guarigione dall'abuso narcisistico**
    - Ottieni indicazioni su come riconoscere gli abusi, le fasi di recupero e lo sviluppo della resilienza.
- **Capitolo 8: Aiutare gli altri a comprendere e gestire i narcisisti**
    - Scopri come educare i tuoi cari, supportare gli altri e aumentare la consapevolezza sull'NPD.

Come usare questo libro

Per ottenere il massimo da questo libro, ti consiglio i seguenti suggerimenti:

1. **Leggi in sequenza:** Sebbene ogni capitolo possa essere autonomo, la lettura del libro in sequenza fornirà una comprensione più profonda e coerente dell'NPD.
2. **Rifletti e prendi appunti:** Mentre leggi, rifletti sulle tue esperienze e prendi appunti. Questo ti aiuterà a interiorizzare le informazioni e ad applicarle alla tua vita.
3. **Utilizza gli strumenti e gli esercizi:** In tutto il libro troverai strumenti pratici, liste di controllo ed esercizi. Interagisci attivamente con questi per sviluppare le tue capacità nella gestione delle relazioni con i narcisisti.
4. **Applicare le strategie:** Non limitarti a leggere le strategie: applicale nella tua vita quotidiana. Esercitati a stabilire dei limiti, a comunicare in modo assertivo e a cercare supporto.
5. **Richiedi supporto se necessario:** Se in qualsiasi momento ti senti sopraffatto o hai bisogno di un aiuto professionale, non esitare a contattare un professionista della salute mentale.

Seguendo questi suggerimenti, sarai sulla buona strada per comprendere e gestire le complessità del disturbo narcisistico di personalità, portando alla fine a relazioni più sane e appaganti.

Capitolo 1

Comprendere il disturbo narcisistico di personalità

Definizione di NPD

Il disturbo narcisistico di personalità (NPD) è una condizione di salute mentale caratterizzata da un modello a lungo termine di esagerata importanza personale, un travolgente bisogno di ammirazione e una mancanza di empatia per gli altri. Le persone affette da NPD spesso credono di essere superiori agli altri e hanno poca considerazione per i sentimenti degli altri. Tuttavia, dietro questa maschera di estrema fiducia si nasconde una fragile autostima vulnerabile alla minima critica.

Criteri e caratteristiche cliniche

Secondo il Manuale Diagnostico e Statistico dei Disturbi Mentali (DSM-5), la diagnosi di NPD viene effettuata sulla base di criteri clinici specifici. Per essere diagnosticato con NPD, un individuo deve presentare almeno cinque delle seguenti nove caratteristiche:

1. **Grandioso senso di importanza personale**: Esagerare risultati e talenti, aspettandosi di essere

riconosciuti come superiori senza risultati commisurati.

2. **Preoccupazione per fantasie di successo illimitato, potere, brillantezza, bellezza o amore ideale**: impegnarsi in fantasie elaborate sull'avere potere o successo illimitato.

3. **Credenza nell'essere speciali e unici**: Credere di essere speciali e di poter essere compresi solo da, o di dover associarsi ad altre persone o istituzioni speciali o di alto rango.

4. **Bisogno di eccessiva ammirazione**: Richiede costante ammirazione e riconoscimento da parte degli altri.

5. **Senso del diritto**: Avere aspettative irragionevoli di un trattamento particolarmente favorevole o del rispetto automatico delle proprie aspettative.

6. **Comportamento di sfruttamento interpersonale**: Approfittare degli altri per raggiungere i propri fini.

7. **Mancanza di empatia**: Essere riluttanti o incapaci di riconoscere o identificarsi con i sentimenti e i bisogni degli altri.

8. **Invidia degli altri o convinzione che gli altri siano invidiosi di loro**: Spesso essere invidioso degli altri o credere che gli altri siano invidiosi di loro.

9. **Comportamenti o atteggiamenti arroganti e altezzosi**: Mostrare comportamenti o atteggiamenti arroganti e altezzosi.

Le persone affette da NPD hanno spesso difficoltà nelle loro relazioni e possono sperimentare problemi significativi nella loro vita personale e professionale. Il loro comportamento può essere scoraggiante per gli altri e la loro mancanza di empatia e tendenze di sfruttamento possono causare notevoli danni emotivi.

Tipi di narcisismo

Il disturbo narcisistico della personalità può manifestarsi in diverse forme, i due tipi principali sono il narcisismo grandioso e il narcisismo vulnerabile. Comprendere questi tipi può fornire una visione più approfondita dei vari modi in cui l'NPD può influenzare il comportamento e le relazioni.

Narcisismo grandioso

Il narcisismo grandioso è il tipo più comunemente associato al NPD ed è caratterizzato da espressioni palesi di superiorità e importanza personale. Gli individui con narcisismo grandioso tipicamente mostrano i seguenti tratti:

- **Eccessiva sicurezza e arroganza**: Spesso hanno un senso esagerato delle proprie capacità e dei propri risultati e credono di essere superiori agli altri.

- **Dominanza e assertività**: Tendono ad essere dominanti e assertivi, spesso assumendosi la responsabilità in situazioni sociali e professionali.

- **Cerca attenzione e ammirazione**: Hanno un bisogno insaziabile di attenzione e ammirazione da parte degli altri e possono assumere comportamenti volti ad attirare l'attenzione su se stessi.

- **Mancanza di empatia**: Hanno poca considerazione per i sentimenti e i bisogni degli altri e possono sfruttare le persone per raggiungere i propri obiettivi.

- **Aggressività**: Possono essere aggressivi e conflittuali, soprattutto quando il loro senso di superiorità viene messo in discussione.

Gli individui con un narcisismo grandioso spesso appaiono fiduciosi e carismatici, ma le loro relazioni sono generalmente superficiali ed egoistiche. Potrebbero avere difficoltà a mantenere relazioni a lungo termine a causa della loro natura di sfruttamento e disempatia.

Narcisismo vulnerabile

Il narcisismo vulnerabile, noto anche come narcisismo nascosto, è meno evidente e più sottile del narcisismo grandioso. Gli individui con narcisismo vulnerabile possono apparire timidi o introversi, ma nutrono comunque sentimenti di superiorità e diritto. Le caratteristiche chiave del narcisismo vulnerabile includono:

- **Ipersensibilità alle critiche**: Sono estremamente sensibili alle critiche e possono reagire sulla difensiva o con ostilità quando percepiscono qualche offesa.
- **Insicurezza e autostima fragile**: Nonostante le apparenze esteriori, hanno una bassa autostima e un'intensa paura del rifiuto o dell'inadeguatezza.
- **Comportamento passivo-aggressivo**: Possono esprimere il loro narcisismo attraverso comportamenti passivo-aggressivi piuttosto che attraverso una dominanza palese.
- **Introversione e ritiro sociale**: Possono ritirarsi dalle situazioni sociali per proteggersi dalle minacce percepite alla propria autostima.
- **Mentalità della vittima**: Spesso si vedono come vittime e possono usare la loro percezione di vittimismo per manipolare gli altri.

I narcisisti vulnerabili possono essere più difficili da identificare perché i loro tratti narcisistici non sono così evidenti. Possono sembrare umili o schivi, ma possiedono comunque un profondo bisogno di ammirazione e convalida. Le loro relazioni sono spesso caratterizzate da dipendenza e comportamento passivo-aggressivo e possono ricorrere al senso di colpa o alla manipolazione per soddisfare i propri bisogni.

Comprendere la definizione, i criteri clinici e i tipi di disturbo narcisistico di personalità è fondamentale per riconoscere e affrontare i comportamenti narcisistici in vari contesti. Sia i narcisisti grandiosi che quelli vulnerabili presentano sfide uniche, ma con le giuste conoscenze e strategie, è possibile gestire in modo efficace le relazioni con individui che soffrono di NPD. Nei capitoli seguenti esploreremo le radici del narcisismo, il suo impatto sulle relazioni e le strategie pratiche per gestire le interazioni con i narcisisti sia in contesti personali che professionali.

Prevalenza e statistica

Il disturbo narcisistico di personalità (NPD) è considerato relativamente raro rispetto ad altri disturbi di personalità. Tuttavia, il suo impatto può essere profondo sia sugli individui che su coloro che li circondano.

Quanto è comune l'NPD?

- **Popolazione generale:** Le stime suggeriscono che l'NPD colpisce circa dall'1% al 6% della popolazione generale. La variazione nei tassi di prevalenza può essere attribuita a differenze nei criteri diagnostici, nelle metodologie di studio e nei campioni di popolazione.
- **Differenze di genere:** La NPD è più comunemente diagnosticata negli uomini che nelle donne. Gli studi indicano che gli uomini hanno da due a tre volte più probabilità di ricevere una diagnosi di NPD.
- **Fattori di età:** I sintomi del NPD emergono tipicamente nella prima età adulta, sebbene possano manifestarsi durante l'adolescenza. Il disturbo spesso diventa più pronunciato nella mezza età, quando i fallimenti personali e professionali diventano più evidenti.
- **Considerazioni culturali:** I fattori culturali possono influenzare l'espressione e il riconoscimento dei tratti narcisistici. Le norme e i valori sociali relativi al successo, all'individualismo e all'autopromozione possono avere un impatto sulla prevalenza e sulla percezione dell'NPD.

Sebbene queste statistiche forniscano un'idea generale di quanto sia diffuso l'NPD, è importante notare che molti individui con tratti narcisistici potrebbero non soddisfare tutti i criteri per una diagnosi formale. Inoltre, fattori culturali e contestuali possono influenzare il modo in cui il narcisismo viene espresso e percepito.

Idee sbagliate comuni

Esistono diversi malintesi sull'NPD che contribuiscono all'incomprensione e allo stigma. Distinguere i miti dai fatti è essenziale per una conoscenza accurata e una gestione efficace del disturbo.

Mito contro realtà

Mito 1: Il narcisismo significa semplicemente avere un'elevata autostima.

- **Fatto:** Mentre un'elevata autostima implica un sano senso di autostima, il narcisismo è caratterizzato da un esagerato senso di importanza personale e da un bisogno di eccessiva ammirazione. I narcisisti hanno spesso una fragile autostima che dipende dalla convalida esterna e possono essere facilmente minacciati dalle critiche.

Mito 2: tutti i narcisisti sono estroversi e sicuri di sé.

- **Fatto:** Il narcisismo può manifestarsi in diverse forme, incluso il narcisismo grandioso e vulnerabile. Mentre i narcisisti grandiosi sono spesso estroversi e apertamente fiduciosi, i narcisisti vulnerabili possono apparire timidi, introversi e insicuri ma nutrono comunque un senso di superiorità e diritto.

Mito 3: i narcisisti sono sempre facili da identificare.

- **Fatto:** I narcisisti possono essere difficili da riconoscere, specialmente quelli con un narcisismo vulnerabile. Possono presentarsi come umili o schivi, rendendo i loro tratti narcisistici meno evidenti. Inoltre, i narcisisti possono essere affascinanti e carismatici, il che può mascherare il loro disturbo di personalità di fondo.

Mito 4: i narcisisti non potranno mai cambiare.

- **Fatto:** Sebbene l'NPD sia una condizione persistente e difficile da trattare, il cambiamento è possibile con i giusti interventi. La terapia, in particolare approcci come la terapia cognitivo-comportamentale (CBT) e la schematherapy, può aiutare le persone con NPD a sviluppare comportamenti e meccanismi di coping più sani. Tuttavia, la motivazione al cambiamento dipende spesso dall'intuizione e dalla volontà dell'individuo di impegnarsi nella terapia.

Mito 5: i narcisisti non provano sentimenti.

- **Fatto:** I narcisisti hanno sentimenti, ma spesso lottano con l'empatia e la comprensione delle emozioni degli altri. Possono provare emozioni intense, come rabbia, invidia e vergogna, in particolare quando la loro immagine di sé è minacciata. Le loro esperienze emotive sono spesso incentrate sui propri bisogni e percezioni.

Mito 6: solo le persone di successo possono essere narcisiste.

- **Fatto:** Il narcisismo non è limitato agli individui di successo. Persone di ogni ceto sociale possono mostrare tratti narcisistici o avere NPD. Mentre alcuni narcisisti possono raggiungere il successo grazie alla loro ambizione e fiducia, altri possono avere difficoltà con le relazioni personali e professionali, il che porta a difficoltà nel mantenere una vita stabile e appagante.

Comprendere la prevalenza e le idee sbagliate comuni del disturbo narcisistico di personalità è fondamentale per riconoscere il disturbo e affrontarlo in modo efficace. Sebbene l'NPD sia relativamente raro, il suo impatto sulle relazioni e sulla salute mentale può essere significativo. Dissipare i miti e acquisire una chiara comprensione del disturbo aiuta a gestire le interazioni con i narcisisti e a sostenere le persone colpite dal loro comportamento.

Nei capitoli seguenti, approfondiremo le radici del narcisismo, esploreremo il suo impatto sulle relazioni e forniremo strategie pratiche per la gestione e la guarigione dalle interazioni con i narcisisti. Basandosi su queste conoscenze fondamentali, sarai meglio attrezzato per affrontare le complessità dell'NPD sia in contesti personali che professionali.

Capitolo 2

Le radici del narcisismo

Teorie e cause psicologiche

Il Disturbo Narcisistico di Personalità (NPD) è stato oggetto di varie teorie psicologiche che cercano di spiegarne le origini e lo sviluppo. Comprendere queste teorie aiuta a scoprire la complessa interazione di fattori che contribuiscono al narcisismo.

Teorie psicoanalitiche

La prospettiva psicoanalitica, radicata nel lavoro di Sigmund Freud, suggerisce che il narcisismo nasce dalle prime esperienze di sviluppo. Freud ipotizzò che tutti gli individui attraversano una fase narcisistica durante l'infanzia, nella quale sono il centro del proprio mondo. Per alcuni, questa fase non viene mai completamente risolta, portando al narcisismo adulto.

- **La teoria di Freud**: Freud ha descritto il narcisismo primario e secondario. Il narcisismo primario è uno stadio normale di sviluppo, mentre il narcisismo secondario si verifica quando gli individui reindirizzano la loro libido (amor proprio) dagli altri su se stessi come meccanismo di difesa.

- **Teoria delle relazioni oggettuali**: Questa teoria, sviluppata da Melanie Klein e altri, suggerisce che il narcisismo deriva da interruzioni precoci nelle relazioni tra i bambini e i loro caregiver primari. Queste interruzioni possono portare a difficoltà nel formare un'identità personale coerente e relazioni stabili.
- **Psicologia del sé**: La psicologia del sé di Heinz Kohut enfatizza il ruolo dei fallimenti empatici da parte dei caregiver. Quando i caregiver non riescono a rispecchiare i bisogni del bambino e a fornire un'adeguata ammirazione, il bambino può sviluppare una fragile autostima, compensata con grandiosità e bisogno di costante convalida.

Teorie comportamentali

Le teorie comportamentali si concentrano sui comportamenti appresi e sui fattori ambientali che contribuiscono al narcisismo. Queste teorie sottolineano il ruolo del rinforzo e del modellamento nello sviluppo dei tratti narcisistici.

- **Rinforzo e ricompensa**: I comportamenti narcisistici possono essere rafforzati da caregiver che lodano o premiano eccessivamente determinati comportamenti, portando il bambino ad associare l'autostima alla convalida esterna e ai risultati.

- **Modellazione**: I bambini possono apprendere comportamenti narcisistici osservando e imitando genitori o modelli di ruolo narcisistici. Se questi comportamenti sono considerati efficaci o gratificanti, è più probabile che vengano adottati.
- **Condizionata**: L'amore incoerente o condizionato da parte di chi si prende cura di loro può portare i bambini a credere che devono raggiungere o comportarsi in determinati modi per guadagnare amore e approvazione, favorendo tratti narcisistici.

Teorie cognitive

Le teorie cognitive esaminano il ruolo dei modelli di pensiero e delle credenze nello sviluppo del narcisismo. Queste teorie suggeriscono che i processi cognitivi disadattivi contribuiscono alla personalità narcisistica.

- **Distorsioni cognitive**: I narcisisti possono sviluppare modelli di pensiero distorti, come sopravvalutare le proprie capacità e sottovalutare gli altri, che rafforzano il loro senso di superiorità.
- **Schema di sé**: Lo schema di sé di un narcisista, o la struttura attraverso la quale vede se stesso e il mondo, è spesso sbilanciato verso la grandiosità.

Possono avere un concetto di sé esagerato e credere di avere diritto a un trattamento speciale.

- **Credenze fondamentali**: Le convinzioni fondamentali su se stessi e sugli altri svolgono un ruolo cruciale. I narcisisti spesso hanno la convinzione fondamentale di essere intrinsecamente superiori e meritevoli di ammirazione, cosa che guida il loro comportamento.

Influenze infantili e dinamiche familiari

Le prime esperienze di vita e le dinamiche familiari sono fondamentali nel modellare lo sviluppo dei tratti narcisistici. Diversi fattori chiave durante l'infanzia possono contribuire all'emergere del NPD.

Influenza dei genitori

- **Sopravvalutazione**: I genitori che lodano e idealizzano eccessivamente i propri figli possono instillare un senso di superiorità e di diritto. Questa sopravvalutazione può portare ad un'immagine di sé gonfiata e ad un'aspettativa di costante ammirazione.
- **Mancanza di empatia**: I figli di genitori che non riescono a mostrare empatia e sintonizzazione emotiva possono avere difficoltà a sviluppare la propria capacità di empatia. Questa negligenza

emotiva può comportare una mancanza di preoccupazione per i sentimenti e i bisogni degli altri.

- **Genitorialità incoerente**: Una genitorialità incoerente o irregolare, in cui l'amore e l'approvazione sono condizionati e imprevedibili, può portare a una fragile autostima. I bambini possono sviluppare tratti narcisistici come meccanismo di difesa per far fronte all'incertezza e cercare conferma.

- **Narcisismo genitoriale**: Avere un genitore narcisistico può servire da modello per comportamenti narcisistici. I bambini possono imparare a emulare questi tratti, credendo che siano modi normali o efficaci per interagire con gli altri.

Esperienze della prima infanzia

- **Traumi e abusi**: Esperienze di trauma, abbandono o abuso possono avere un impatto significativo sullo sviluppo di un bambino. Per far fronte ai sentimenti di vulnerabilità e bassa autostima, un bambino può sviluppare tratti narcisistici come scudo protettivo.

- **Interazioni tra pari**: Anche le prime interazioni con i pari svolgono un ruolo. Il bullismo, il rifiuto sociale o l'eccessiva ammirazione da parte dei coetanei possono influenzare lo sviluppo di tratti narcisistici.

Dinamiche familiari

- **Ruoli familiari**: In alcune famiglie, ai bambini possono essere assegnati ruoli come il "bambino d'oro" o il "capro espiatorio". Il bambino d'oro, che è idealizzato e favorito, può sviluppare tratti narcisistici, mentre il capro espiatorio, che è biasimato ed emarginato, può sviluppare questi tratti anche come mezzo per affrontare la situazione.
- **Rivalità tra fratelli**: L'intensa rivalità tra fratelli e la competizione per l'attenzione e l'approvazione dei genitori possono favorire tratti narcisistici. I bambini possono imparare a eclissare i loro fratelli per ottenere riconoscimento e convalida.

Fattori genetici e ambientali

Il dibattito natura vs. educazione esplora i contributi relativi della predisposizione genetica e delle influenze ambientali nello sviluppo dell'NPD.

Fattori genetici

- **Ereditarietà**: La ricerca suggerisce che esiste una componente genetica nell'NPD. Gli studi indicano che i tratti della personalità associati al narcisismo, come alti livelli di estroversione e bassi livelli di gradevolezza, possono essere ereditari.

- **Predisposizione genetica**: Gli individui possono ereditare una predisposizione genetica verso determinati tratti della personalità che, se combinati con fattori ambientali, possono portare allo sviluppo di NPD.

Fattori ambientali

- **Ambiente della prima infanzia**: La qualità dell'ambiente della prima infanzia, inclusa la presenza di caregiver attenti e in sintonia, gioca un ruolo significativo nel modellare lo sviluppo della personalità. Ambienti avversi, come quelli caratterizzati da abbandono o abuso, possono contribuire all'emergere di tratti narcisistici.

- **Influenze culturali**: I valori e le norme culturali possono influenzare l'espressione e la prevalenza del narcisismo. Le società che enfatizzano l'individualismo, la competizione e il successo possono vedere tassi più elevati di tratti narcisistici rispetto alle culture collettiviste che danno priorità alla comunità e alla cooperazione.

- **Fattori socioeconomici**: Lo stato socioeconomico e i relativi fattori di stress possono influenzare lo sviluppo della personalità. I bambini cresciuti in ambienti con notevole stress finanziario o instabilità possono sviluppare tratti narcisistici come meccanismo di coping.

Le radici del Disturbo Narcisistico di Personalità sono molteplici e coinvolgono una complessa interazione di fattori psicologici, familiari, genetici e ambientali. Comprendere queste radici fornisce preziose informazioni sullo sviluppo del narcisismo e sottolinea l'importanza dell'intervento precoce e degli ambienti di supporto nel mitigare il rischio di NPD.

Nel prossimo capitolo, approfondiremo l'identificazione dei comportamenti narcisistici, esplorando tratti e comportamenti comuni associati al disturbo narcisistico ed esaminando casi di studio di vita reale per illustrare questi concetti. Basandosi sulla conoscenza delle radici del narcisismo, possiamo riconoscere e affrontare meglio le manifestazioni di questo disturbo in vari contesti.

Capitolo 3

Identificazione dei comportamenti narcisistici

Identificare i comportamenti narcisistici può essere difficile, soprattutto perché gli individui con disturbo narcisistico di personalità (NPD) spesso possiedono tratti affascinanti e carismatici che possono mascherare i loro problemi di fondo. Tuttavia, riconoscere i tratti e i comportamenti comuni associati al narcisismo è fondamentale per proteggersi e gestire efficacemente le relazioni con i narcisisti. In questo capitolo esploreremo i segnali chiave e i segnali d'allarme del comportamento narcisistico.

Tratti e comportamenti comuni

Gli individui affetti da NPD mostrano una serie di tratti e comportamenti che possono aiutare a identificare la loro condizione. Questi tratti spesso ruotano attorno a un senso esagerato di importanza personale, un profondo bisogno di ammirazione e una mancanza di empatia per gli altri.

1. Grandioso senso di importanza personale

- **Risultati e talenti esagerati**: I narcisisti spesso si vantano dei propri successi, a volte inventando o esagerando i propri successi per impressionare gli altri.
- **In attesa di un trattamento speciale**: credono di meritare un trattamento speciale e si aspettano che gli altri riconoscano la loro superiorità, spesso senza risultati sostanziali che giustifichino questa aspettativa.
- **Dominanza nelle conversazioni**: Spesso dominano le conversazioni, riportando l'argomento a se stessi e ai propri interessi, indipendentemente dal contesto o dai bisogni dell'altra persona.

2. Preoccupazione per le fantasie

- **Fantasie di successo illimitato**: Possono sognare ad occhi aperti di raggiungere un immenso potere, successo, bellezza o amore ideale, spesso credendo che queste fantasie siano raggiungibili e inevitabili.
- **Obiettivi irrealistici**: I loro obiettivi e le loro ambizioni sono spesso irrealistici e grandiosi, riflettendo la loro convinzione di essere destinati alla grandezza.

3. Credenza nell'essere speciali e unici

- **Associarsi con individui di alto status**: Cercano relazioni con persone che percepiscono come speciali o di alto rango, credendo che solo tali individui possano veramente apprezzarli.
- **Club e gruppi esclusivi**: Possono unirsi a club o gruppi esclusivi per rafforzare il loro senso di essere unici e superiori.

4. Necessità di eccessiva ammirazione

- **Alla ricerca di una convalida costante**: I narcisisti richiedono costante ammirazione e convalida da parte degli altri e possono arrabbiarsi o arrabbiarsi se non ricevono l'attenzione che desiderano.
- **Adulazione e lode**: Spesso cercano complimenti e si circondano di persone disposte ad adularli e lodarli.

5. Senso del diritto

- **Aspettative irragionevoli**: Hanno aspettative irragionevoli di trattamento di favore e possono arrabbiarsi o indignarsi se le loro richieste non vengono soddisfatte.

- **Sfruttare gli altri**: Si sentono autorizzati a trarre vantaggio dagli altri per raggiungere i propri fini, spesso senza sensi di colpa o rimorsi.

6. Sfruttamento interpersonale

- **Usare gli altri per guadagno personale**: I narcisisti spesso sfruttano gli altri per ottenere ciò che vogliono, che si tratti di denaro, status o altre risorse.
- **Mancanza di reciprocità**: Le loro relazioni sono spesso unilaterali, con poca o nessuna considerazione per i bisogni o i sentimenti dell'altra persona.

7. Mancanza di empatia

- **Incapacità di comprendere i sentimenti degli altri**: Faticano a riconoscere o identificarsi con i sentimenti e i bisogni degli altri, spesso respingendo o ignorando le esperienze emotive degli altri.
- **Insensibile e freddo**: Le loro interazioni possono sembrare insensibili o fredde, in particolare in situazioni emotivamente cariche.

8. Invidia e convinzione che gli altri siano invidiosi di loro

- **Invidioso degli altri**: I narcisisti spesso provano invidia verso gli altri che hanno ciò che desiderano, che si tratti di successo, bellezza o relazioni.
- **Paranoia sull'invidia degli altri**: Possono anche credere che gli altri siano invidiosi di loro, rafforzando il loro senso di superiorità e unicità.

9. Comportamenti arroganti e altezzosi

- **Atteggiamenti condiscendenti**: mostrano spesso atteggiamenti e comportamenti condiscendenti, disprezzano gli altri e ignorano i loro contributi o risultati.
- **Senso di superiorità**: Il loro senso di superiorità permea le loro interazioni, facendoli apparire arroganti e inavvicinabili.

Identificazione di segnali e bandiere rosse

Riconoscere questi tratti e comportamenti negli individui può aiutare a identificare precocemente il narcisismo e ad adottare misure adeguate per proteggersi. Ecco alcuni segnali di allarme a cui prestare attenzione:

Bandiera rossa 1: costante bisogno di attenzione e ammirazione

- **Segni comportamentali**: Cercano sempre di essere al centro dell'attenzione, spesso interrompendo o mettendo in ombra gli altri per attirare l'attenzione su se stessi.

- **Manipolazione emotiva**: Possono usare l'adulazione, il fascino o anche la pietà per suscitare ammirazione e convalida da parte degli altri.

Bandiera Rossa 2: Relazioni di sfruttamento

- **Tattiche manipolative**: Usano tattiche manipolative per ottenere ciò che vogliono dagli altri, spesso senza riguardo per il benessere dell'altra persona.
- **Relazioni unilaterali**: Le loro relazioni sono tipicamente unilaterali, con il narcisista che prende molto più di quello che dà.

Bandiera rossa 3: mancanza di genuina empatia

- **Reazioni insensibili**: Reagiscono in modo insensibile alle emozioni degli altri, spesso respingendo o invalidando i loro sentimenti.
- **Egocentrismo**: Le loro conversazioni e azioni ruotano attorno ai propri bisogni e desideri, con poca o nessuna considerazione per gli altri.

Bandiera rossa 4: aspettative e diritti irrealistici

- **Comportamento esigente**: Hanno aspettative elevate e spesso irragionevoli su come dovrebbero essere trattati, e si arrabbiano o si risentono se queste aspettative non vengono soddisfatte.

- **Senso di merito**: credono di meritare trattamenti e privilegi speciali, indipendentemente dai loro risultati o contributi effettivi.

Bandiera Rossa 5: Invidia e Competitività

- **Natura competitiva**: Sono altamente competitivi e invidiosi dei successi degli altri, spesso cercano di indebolire o superare coloro che vedono come rivali.
- **Proiettare l'invidia**: Potrebbero accusare gli altri di essere invidiosi di loro, riflettendo le proprie insicurezze e il bisogno di sentirsi superiori.

Identificare i comportamenti narcisistici è il primo passo nella gestione delle relazioni con individui che soffrono di disturbo narcisistico di personalità. Riconoscendo i tratti comuni e i segnali d'allarme, puoi proteggerti e prendere decisioni informate su come interagire con i narcisisti. Nei capitoli seguenti esploreremo l'impatto del narcisismo sulle relazioni e forniremo strategie pratiche per trattare con i narcisisti sia in contesti personali che professionali. Basandosi su questa comprensione, sarai meglio attrezzato per affrontare le complessità delle interazioni con i narcisisti e mantenere il tuo benessere.

Stili di comunicazione narcisistici

I narcisisti hanno stili di comunicazione distintivi che riflettono la loro natura egocentrica e il loro bisogno di controllo, ammirazione e convalida. Comprendere questi stili di comunicazione può aiutare a riconoscere e gestire le interazioni con i narcisisti.

Dominanza e controllo

- **Interruzione**: I narcisisti spesso interrompono gli altri durante le conversazioni per riportare la discussione su se stessi o per far valere le proprie opinioni.
- **Parlare degli altri**: Potrebbero parlare al di sopra degli altri, ignorando il loro input e assicurandosi che la propria voce sia la più forte e ascoltata.
- **Monologhi**: invece di impegnarsi in un dialogo equilibrato, i narcisisti tendono a dominare le conversazioni con lunghi monologhi sulle proprie esperienze, risultati e opinioni.

Manipolazione e inganno

- **Illuminazione a gas**: I narcisisti usano il gaslighting per far dubitare gli altri delle proprie percezioni e ricordi. Questa tattica di manipolazione li aiuta a mantenere il controllo ed evitare la responsabilità.

- **Bugie ed esagerazioni**: Spesso mentono o esagerano per presentarsi in una luce favorevole o per ottenere ammirazione e rispetto.
- **Giocare alla vittima**: I narcisisti possono rappresentare se stessi come vittime per suscitare simpatia e manipolare gli altri affinché diano loro attenzione e sostegno.

Mancanza di empatia

- **Osservazioni insensibili**: Spesso fanno commenti insensibili che ignorano o invalidano i sentimenti e le esperienze degli altri.
- **Concentrazione su se stessi**: Le conversazioni con i narcisisti sono tipicamente incentrate sui propri bisogni e desideri, con poca considerazione per la prospettiva o le emozioni dell'altra persona.

Arroganza e condiscendenza

- **Sminuire gli altri**: I narcisisti possono sminuire o umiliare gli altri per affermare la propria superiorità e aumentare la propria autostima.
- **Tono condiscendente**: Spesso adottano un tono condiscendente, parlando con gli altri come se fossero inferiori o meno informati.

Fascino e Carisma

- **Adulazione e lode**: I narcisisti possono essere molto affascinanti e usare l'adulazione per conquistare le persone e guadagnarsi la loro fiducia e ammirazione.
- **Cordialità superficiale**: La loro cordialità è spesso superficiale e dipende dalla volontà degli altri di soddisfare i loro bisogni o di fornire loro ammirazione.

Casi di studio

L'esame di esempi di comportamento narcisistico nella vita reale può fornire preziose informazioni su come questi tratti si manifestano in diversi contesti e sull'impatto che possono avere sulle relazioni.

Caso di studio 1: Il CEO carismatico

John è l'amministratore delegato di un'azienda tecnologica di successo. È noto per la sua personalità carismatica e i risultati impressionanti, che gli hanno fatto guadagnare l'ammirazione dei suoi dipendenti e colleghi. Tuttavia, sotto questa facciata si nasconde un individuo profondamente narcisista.

- **Comportamento**: John spesso si prende il merito del lavoro dei suoi dipendenti, respinge i loro contributi e prende decisioni unilateralmente senza consultare il suo team. È altamente competitivo e invidioso degli altri amministratori delegati di successo, spesso sminuendoli per sentirsi superiori.

- **Stile di comunicazione**: Nelle riunioni, John domina la conversazione, interrompendo spesso gli altri e riportando le discussioni sulle sue idee e risultati. Usa l'adulazione per conquistare investitori e membri del consiglio, ma il suo fascino svanisce rapidamente quando le cose non vanno per il verso giusto.

- **Impatto**: il comportamento di John ha creato un ambiente di lavoro tossico, portando ad alti tassi di turnover e ad un basso morale dei dipendenti. La sua incapacità di entrare in empatia con i suoi dipendenti e riconoscere il loro contributo ha soffocato l'innovazione e la collaborazione all'interno dell'azienda.

Caso di studio 2: Il genitore prepotente

Linda è una madre di due figli che mostra i classici segni di narcisismo. È eccessivamente coinvolta nella vita dei suoi figli, esigendo la perfezione e il successo a tutti i costi.

- **Comportamento**: Linda paragona costantemente i suoi figli agli altri, sottolineando i loro difetti e spingendoli a ottenere di più. Si aspetta che soddisfino le sue ambizioni insoddisfatte e siano all'altezza dei suoi standard elevati.

- **Stile di comunicazione**: Linda interrompe spesso i suoi figli, ignorando i loro sentimenti e punti di vista. Usa il senso di colpa e la manipolazione per controllare le loro azioni, spesso interpretando la vittima per ottenere la loro simpatia e conformità.

- **Impatto**: Il comportamento di Linda ha portato a un notevole disagio emotivo per i suoi figli. Lottano con una bassa autostima, ansia e una costante paura di fallire. La sua mancanza di empatia e aspettative irrealistiche hanno messo a dura prova la loro relazione e ostacolato il loro sviluppo emotivo.

Caso di studio 3: Il partner affascinante

Michael ha una relazione con Sarah, che inizialmente si è innamorata del suo fascino e della sua sicurezza. Tuttavia, man mano che la loro relazione progrediva, i suoi tratti narcisistici diventavano più evidenti.

- **Comportamento**: Michael è molto critico nei confronti di Sarah, sottolineando spesso i suoi difetti e facendola sentire inadeguata. Si aspetta che lei soddisfi i suoi bisogni e spesso ignora i suoi sentimenti e le sue opinioni.

- **Stile di comunicazione**: Michael usa il gaslighting per manipolare Sarah, facendole dubitare delle proprie percezioni e facendola sentire dipendente da lui. Alterna fascino e ostilità, mantenendola sbilanciata e insicura su dove si trova.

- **Impatto**: L'autostima di Sarah è crollata e si sente intrappolata nella relazione. La manipolazione e la mancanza di empatia di Michael hanno eroso il suo senso di autostima e le hanno reso difficile affermare i propri bisogni e i propri confini.

Nei capitoli seguenti esploreremo l'impatto del narcisismo su vari tipi di relazioni e forniremo strategie pratiche per gestire i narcisisti sia in contesti personali che professionali. Basandosi sulle conoscenze acquisite in questo capitolo, sarai meglio attrezzato per affrontare le complessità delle interazioni con i narcisisti e mantenere il tuo benessere.

Capitolo 4

Impatto del narcisismo sulle relazioni

Il disturbo narcisistico di personalità (NPD) può avere un impatto profondo e spesso devastante sulle relazioni, sia personali che professionali. In questo capitolo approfondiremo gli effetti del narcisismo su famiglia, amici, partner romantici e dinamiche sul posto di lavoro. Esploreremo anche le conseguenze emotive e psicologiche per coloro che sono coinvolti con i narcisisti.

Relazioni personali

Effetti sulla famiglia

Il narcisismo può sconvolgere in modo significativo le dinamiche familiari, creando un ambiente tossico che colpisce tutti i membri. Le questioni chiave includono:

- **Narcisismo genitoriale**: I genitori affetti da NPD spesso pretendono la perfezione dai propri figli, utilizzandoli per soddisfare i propri bisogni insoddisfatti di ammirazione e successo. Ciò può portare a:

- o **Negligenza emotiva**: I bisogni emotivi dei bambini vengono spesso ignorati, provocando sentimenti di indegnità e invisibilità.
  - o **Amore condizionato**: L'amore e l'approvazione vengono dati in base alla capacità del bambino di soddisfare le aspettative dei genitori, portando a una costante ricerca di convalida.
  - o **Rivalità tra fratelli**: Il favoritismo e il confronto possono favorire un'intensa rivalità e risentimento tra fratelli.
- **Rapporti coniugali**: Un coniuge narcisista può creare una dinamica controllante e manipolativa, caratterizzata da:
  - o **Abuso emotivo**: La critica costante, lo sminuimento e la manipolazione erodono l'autostima del partner.
  - o **Isolamento**: Il narcisista può isolare il proprio partner dalla famiglia e dagli amici per mantenere il controllo.
  - o **Volatilità**: La relazione è spesso segnata da cicli di idealizzazione e svalutazione, che portano all'instabilità emotiva.

Effetti sugli amici

Le amicizie con i narcisisti possono essere faticose e unilaterali. I problemi comuni includono:

- **Egocentrismo**: I narcisisti dominano le conversazioni e cercano attenzione, lasciando poco spazio al sostegno reciproco.
- **Sfruttamento**: gli amici possono essere utilizzati per le loro risorse, status o connessioni senza reciprocità.
- **Mancanza di empatia**: I narcisisti spesso mostrano poco interesse per i bisogni e i problemi dei loro amici, portando a sentimenti di abbandono e frustrazione.

Effetti sui partner romantici

Le relazioni romantiche con i narcisisti possono essere particolarmente impegnative e dannose. Le caratteristiche chiave includono:

- **Bombardamento d'amore**: All'inizio, i narcisisti possono ricoprire i loro partner di eccessivo affetto e attenzione, creando un falso senso di intimità e connessione.
- **Controllo e manipolazione**: Nel corso del tempo, esercitano il controllo attraverso la manipolazione, il gaslighting e l'abuso emotivo.
- **Erosione dell'autostima**: La critica e la svalutazione costanti erodono l'autostima e il senso di autostima del partner.
- **Dipendenza**: Il partner può diventare emotivamente dipendente dal narcisista,

rendendo difficile abbandonare la relazione nonostante la sua tossicità.

Relazioni professionali

Impatto sul posto di lavoro

Il narcisismo può creare un ambiente di lavoro tossico e influenzare in modo significativo le dinamiche del team e l'avanzamento della carriera. Le questioni chiave includono:

- **Microgestione e controllo**: I manager narcisisti spesso microgestiscono i dipendenti, soffocando la creatività e l'autonomia.
- **Furto di credito**: Si prendono il merito del lavoro degli altri, minando i contributi e i risultati dei colleghi.
- **Favoritismi e manipolazioni**: Possono usare favoritismi e manipolazioni per mantenere il potere e il controllo all'interno della squadra.
- **Tassi di turnover elevati**: L'ambiente tossico creato da un leader narcisista può portare ad un elevato turnover dei dipendenti e ad una diminuzione della soddisfazione lavorativa.

Progressione di carriera

Lavorare con o per un narcisista può ostacolare l'avanzamento della carriera in diversi modi:

- **Sabotaggio**: Colleghi o superiori narcisisti possono sabotare gli sforzi degli altri per mantenere il proprio status e controllo.
- **Mancanza di riconoscimento**: I contributi dei dipendenti potrebbero non essere riconosciuti, influenzando le promozioni e l'avanzamento di carriera.
- **Stress e burnout**: Lo stress e il costo emotivo derivanti dal trattare con un narcisista possono portare al burnout e alla diminuzione della produttività.

Conseguenze emotive e psicologiche

L'impatto emotivo e psicologico dell'essere coinvolto con un narcisista può essere grave e duraturo. Le conseguenze comuni includono:

Effetti sulla salute mentale

- **Ansia e depressione**: La manipolazione costante, la critica e l'abuso emotivo possono portare ad ansia cronica e depressione.
- **Bassa autostima**: Il comportamento del narcisista erode l'autostima della vittima,

portandola a sentimenti di inadeguatezza e bassa
autostima.

- **Disturbo da stress post-traumatico (PTSD)**: Il
  trauma emotivo derivante dall'esposizione
  prolungata all'abuso narcisistico può provocare
  un disturbo da stress post-traumatico,
  caratterizzato da flashback, incubi e grave ansia.

Effetti cognitivi

- **Dissonanza cognitiva**: Le vittime possono
  sperimentare una dissonanza cognitiva, lottando
  per conciliare l'affascinante facciata del narcisista
  con il loro comportamento abusivo.
- **Effetti di illuminazione a gas**: Il gaslighting può
  portare a confusione, insicurezza e ad un senso
  distorto della realtà.

Effetti comportamentali

- **Evitamento e isolamento**: le vittime possono
  ritirarsi dalle interazioni sociali e isolarsi per
  evitare ulteriori danni.
- **Ipervigilanza**: Essere costantemente all'erta e
  all'erta per individuare segni di manipolazione o
  abuso.

Recupero e guarigione

Il recupero dagli effetti dell'abuso narcisistico richiede tempo, sostegno e cura di sé. I passaggi chiave includono:

- **Gruppi di terapia e supporto**: La terapia professionale e i gruppi di supporto possono fornire convalida, comprensione e strategie per la guarigione.
- **Automedicazione**: impegnarsi in attività di cura di sé per ricostruire l'autostima e il benessere.
- **Stabilire i confini**: Imparare a stabilire e far rispettare limiti sani per proteggersi da ulteriori danni.

L'impatto del narcisismo sulle relazioni è profondo e di vasta portata, influenzando non solo le dinamiche personali e professionali ma anche il benessere mentale ed emotivo delle persone coinvolte. Riconoscere i segnali e comprenderne le conseguenze può consentire alle persone di proteggersi e cercare un aiuto adeguato.

Nei prossimi capitoli approfondiremo le strategie pratiche per affrontare i narcisisti in vari contesti. Basandosi sulle conoscenze acquisite in questo capitolo, i lettori saranno meglio attrezzati per affrontare le complessità delle interazioni con i narcisisti e mantenere il proprio benessere.

Capitolo 5

Strategie per trattare con i narcisisti nelle relazioni personali

Affrontare le relazioni personali con i narcisisti richiede una combinazione di autoconsapevolezza, assertività e azione strategica. Questo capitolo fornisce strategie dettagliate per stabilire dei limiti e comunicare in modo efficace con i narcisisti per proteggere il proprio benessere e mantenere interazioni più sane.

Stabilire i confini

Stabilire i confini è fondamentale quando si ha a che fare con i narcisisti. Aiuta a proteggere il tuo benessere mentale ed emotivo definendo quale comportamento è accettabile e cosa no. Ecco alcuni punti chiave sull'importanza di stabilire limiti e tecniche per farlo in modo efficace.

Importanza di stabilire i confini

- **Autoprotezione**: I confini ti proteggono dalla manipolazione, dall'abuso emotivo e dallo sfruttamento.
- **Mantenere l'autostima**: Rafforzano il rispetto per te stesso e la tua autostima, ricordandoti che i tuoi bisogni e sentimenti contano.
- **Promuovere interazioni sane**: Confini chiari possono aiutare a stabilire dinamiche più sane nella vostra relazione, riducendo la probabilità di conflitti e abusi.
- **Empowerment**: Stabilire e far rispettare i confini ti consente di assumere il controllo delle tue interazioni e far valere i tuoi diritti.

Tecniche per stabilire i confini

1. **Identifica i tuoi limiti**

   - **Auto-riflessione**: Rifletti sui tuoi valori, bisogni e limiti. Identifica quali comportamenti non tollererai e cosa è essenziale per il tuo benessere.
   - **Scrivilo**: elenca i tuoi limiti per chiarire i tuoi pensieri e prepararti per le discussioni.

2. **Sii chiaro e specifico**

- o **Comunicazione esplicita**: Comunica chiaramente i tuoi confini al narcisista. Sii specifico su quale comportamento è inaccettabile e quali saranno le conseguenze se i limiti vengono superati.
- o **Messaggistica coerente**: assicurati che i tuoi messaggi siano coerenti. Ribadisci i tuoi confini secondo necessità per rafforzarne l'importanza.

3. **Usa affermazioni in prima persona**

- o **Proprietà dei sentimenti**: usa le affermazioni in prima persona per esprimere il modo in cui il comportamento del narcisista ti influenza. Ciò riduce la probabilità che si sentano attaccati e si mettano sulla difensiva.
- o **Esempi**: "Mi sento mancato di rispetto quando mi interrompi. Ho bisogno che tu mi lasci finire di parlare."

4. **Rimani calmo e assertivo**

- o **Compostezza**: Mantieni un atteggiamento calmo e assertivo quando discuti i confini. Evita di diventare emotivo o difensivo, poiché ciò potrebbe aggravare la situazione.

o **Fermezza**: Sii fermo e assertivo nel far rispettare i tuoi limiti. La coerenza è fondamentale per assicurarsi che siano rispettati.

5. **Imposta le conseguenze**

o **Conseguenze chiare**: Delinea chiaramente le conseguenze se i tuoi limiti vengono oltrepassati. Assicurarsi che queste conseguenze siano ragionevoli e applicabili.

o **Seguire attraverso**: applica le conseguenze in modo coerente se il narcisista viola i tuoi limiti. Ciò rafforza la serietà dei tuoi limiti.

6. **Cerca supporto**

o **Rete di supporto**: Circondati di amici, familiari o terapisti che ti sostengono e che possano fornirti conferma e incoraggiamento mentre affronti la tua relazione con un narcisista.

o **Aiuto professionale**: Considera la possibilità di cercare un aiuto professionale per sviluppare strategie efficaci di definizione dei confini e far fronte all'impatto emotivo.

Comunicazione efficace

Una comunicazione efficace è essenziale quando si ha a che fare con i narcisisti. La comunicazione assertiva può aiutarti a esprimere chiaramente i tuoi bisogni e sentimenti riducendo il rischio di escalation e conflitto.

Strategie per la comunicazione assertiva

1. **Mantieni la calma e la compostezza**

   - **Regolazione emotiva**: pratica tecniche di regolazione emotiva come la respirazione profonda o la consapevolezza per mantenere la calma durante le interazioni con il narcisista.

   - **Pausa e riflessione**: prenditi un momento per fermarti e riflettere prima di rispondere per assicurarti che la tua comunicazione sia misurata e intenzionale.

2. **Sii diretto e onesto**

   - **Chiarezza**: Sii diretto e onesto nell'esprimere i tuoi pensieri e sentimenti. Evita di girare intorno al cespuglio o di edulcorare il tuo messaggio.

o **Trasparenza**: La trasparenza favorisce la comprensione reciproca e riduce il rischio di interpretazioni errate o manipolazioni.

3. **Usa affermazioni in prima persona**

o **Responsabilità personale**: usa le affermazioni in prima persona per assumerti la responsabilità dei tuoi sentimenti e ridurre la probabilità che il narcisista si senta attaccato.

o **Esempi**: "Mi sento frustrato quando ignori le mie preoccupazioni. Ho bisogno che tu mi ascolti senza interrompermi."

4. **Mantenere il contatto visivo e il linguaggio del corpo**

o **Fiducia**: mantenere il contatto visivo e utilizzare un linguaggio del corpo sicuro per trasmettere assertività e sicurezza di sé.

o **Segnali non verbali**: Segnali non verbali come annuire e una postura del corpo aperto possono rafforzare il tuo messaggio e dimostrare che sei impegnato e serio.

5. **Evita di discutere o difenderti**

- o **De-escalation**: Evita di entrare in discussioni o di difenderti da accuse infondate. Ciò può aggravare la situazione e dare al narcisista un maggiore controllo.
- o **Rimani concentrato**: rimani concentrato sul tuo messaggio e ribadisci con calma i tuoi limiti o i tuoi bisogni se il narcisista cerca di far deragliare la conversazione.

6. **Imposta limiti di tempo**

- o **Gestione del tempo**: Stabilisci dei limiti di tempo per le conversazioni con il narcisista per evitare interazioni prolungate che possono diventare faticose o improduttive.
- o **Strategie di uscita**: Adottare una strategia di uscita se la conversazione diventa troppo accesa o improduttiva, ad esempio fare una pausa o terminare la discussione.

7. **Cerca una mediazione se necessario**

- o **Mediazione di terze parti**: Nei casi in cui la comunicazione diretta è inefficace, prendere in considerazione la possibilità di cercare la mediazione di una terza parte neutrale, come un terapista o un consulente.

- ○ **Comunicazione strutturata**: La mediazione può fornire un ambiente strutturato per la comunicazione e contribuire a facilitare la comprensione e la risoluzione.

Cura di sé e supporto

Mantenere il benessere personale è fondamentale quando si ha a che fare con un narcisista. Il costo emotivo di tali relazioni può essere significativo, rendendo la cura di sé e la ricerca di supporto componenti essenziali della tua strategia.

Mantenere il benessere personale

1. **Dai priorità alla cura di te stesso**

- ○ **Salute fisica**: impegnarsi in un regolare esercizio fisico, seguire una dieta equilibrata e dormire a sufficienza per mantenere la propria salute fisica. Il benessere fisico può avere un impatto significativo sulla tua resilienza emotiva.
- ○ **Salute mentale**: pratica la consapevolezza, la meditazione o lo yoga per ridurre lo stress e migliorare la

chiarezza mentale. L'inserimento nel diario può anche aiutarti a elaborare le tue emozioni ed esperienze.

2. **Impegnati nelle attività che ti piacciono**

- **Hobby e interessi**: Persegui hobby e attività che ti diano gioia e soddisfazione. Questo può aiutarti a mantenere un senso di sé e uno scopo al di fuori della relazione.
- **Sbocchi creativi**: impegnarsi in attività creative come la pittura, la scrittura o la musica per esprimere se stessi e alleviare lo stress.

3. **Dedica del tempo al relax**

- **Tecniche di rilassamento**: Incorpora nella tua routine quotidiana tecniche di rilassamento come esercizi di respirazione profonda, rilassamento muscolare progressivo o immagini guidate.
- **Tempi di inattività**: Assicurati di avere tempi di inattività regolari per rilassarti e ricaricarti. Questo può aiutarti a prevenire il burnout e a mantenere l'equilibrio emotivo.

4. **Cerca aiuto professionale**

   o **Terapisti e consulenti**: un terapista o un consulente può fornire uno spazio sicuro per discutere i tuoi sentimenti, offrire strategie per affrontare il narcisista e aiutarti a sviluppare la resilienza emotiva.
   o **Gruppi di supporto**: Unisciti a gruppi di supporto per individui che hanno a che fare con relazioni narcisistiche. Condividere esperienze con altri che capiscono può fornire convalida e incoraggiamento.

Costruire una rete di supporto

1. **Confidati con amici e familiari fidati**

   o **Comunicazione aperta**: condividi le tue esperienze con amici e familiari fidati che possono offrirti supporto e comprensione.
   o **Supporto emotivo**: Affidati alla tua rete di supporto per ottenere supporto emotivo nei momenti difficili. Possono fornire un senso di stabilità e rassicurazione.

2. **Stabilisci i confini con la tua rete di supporto**

- ○ **Confini sani**: Mentre cerchi supporto, assicurati di mantenere sani confini con la tua rete di supporto per evitare di sovraccaricarla.

- ○ **Relazioni reciproche**: Promuovi relazioni reciproche in cui offri anche supporto e comprensione ai tuoi amici e familiari.

3. **Utilizza le risorse online**

- ○ **Comunità in linea**: Partecipare a forum e comunità online dedicati a supportare gli individui nelle relazioni narcisistiche.

- ○ **Risorse educative**: accedi ad articoli, libri e video online per informarti sull'NPD e sulle strategie di coping efficaci.

Quando allontanarsi

Riconoscere quando è il momento di porre fine a una relazione con un narcisista è fondamentale per il tuo benessere a lungo termine. A volte, nonostante i tuoi migliori sforzi, la relazione potrebbe essere troppo dannosa per continuare.

Segni che è ora di porre fine alla relazione

1. **Danno emotivo e psicologico persistente**

- o **Stress cronico e ansia**: Se la relazione causa costantemente alti livelli di stress, ansia o depressione, potrebbe essere il momento di andarsene.
- o **Erosione dell'autostima**: La manipolazione continua, la critica e l'abuso emotivo che erodono la tua autostima e il tuo senso di autostima sono forti indicatori del fatto che la relazione è dannosa.

2. **Mancanza di rispetto per i confini**

- o **Violazioni dei confini**: Se il narcisista viola ripetutamente i tuoi confini nonostante la comunicazione e le conseguenze chiare, ciò suggerisce una mancanza di rispetto e volontà di cambiare.
- o **Escalation di tattiche manipolative**: Un aumento di comportamenti manipolativi come il gaslighting, la menzogna o il senso di colpa indica una dinamica tossica che difficilmente migliorerà.

3. **Riluttanza a cercare aiuto o cambiamento**

- o **Negazione e colpa**: Se il narcisista rifiuta di riconoscere il suo comportamento o ti incolpa costantemente per i problemi della relazione, è improbabile un cambiamento.

- o **Resistenza alla terapia**: La riluttanza a cercare una terapia o un aiuto professionale per affrontare il proprio comportamento è un segnale di allarme significativo.

4. **Impatto su altre relazioni e responsabilità**

- o **Isolamento**: Se la relazione ti isola da altre relazioni importanti, come quelle con gli amici e la famiglia, sta danneggiando il tuo sistema di supporto sociale.

- o **Trascuratezza delle responsabilità**: Se la relazione ti fa trascurare responsabilità importanti, come il lavoro o gli impegni personali, ha un impatto negativo sulla tua vita.

Passi per porre fine alla relazione

1. **Prepararsi emotivamente e praticamente**

o **Prontezza emotiva**: Assicurati di essere emotivamente pronto a porre fine alla relazione. Cerca il supporto di un terapista o di amici fidati per rafforzare la tua sicurezza.

o **Preparazioni pratiche**: effettuare preparativi pratici come assicurarsi un luogo sicuro in cui soggiornare, raccogliere documenti importanti e garantire l'indipendenza finanziaria.

2.   **Comunicare in modo chiaro e fermo**

o **Comunicazione diretta**: Comunica la tua decisione di porre fine alla relazione in modo chiaro e fermo. Evitare lunghe spiegazioni o giustificazioni.

o **Stai calmo**: rimanere calmi e composti durante la conversazione per evitare escalation o manipolazioni.

3.   **Stabilire nessun contatto se necessario**

o **Nessuna regola di contatto**: implementa una regola senza contatto per prevenire ulteriori manipolazioni o tentativi di riportarti nella relazione.

o **Blocca i canali di comunicazione**: Blocca il narcisista su tutti i canali di comunicazione, inclusi telefono, e-mail e social media, per mantenere la distanza.

4.   **Richiedi protezione legale se necessario**

- **Consulenza legale**: Se la relazione rappresenta una minaccia per la tua sicurezza, chiedi consulenza legale per ottenere ordini restrittivi o altre misure protettive.
- **Documentazione**: documenta qualsiasi comportamento offensivo o minaccioso per supportare il tuo caso se è necessario un intervento legale.

5.   **Concentrarsi sulla guarigione e sul recupero**

- **Supporto terapeutico**: impegnarsi in una terapia per elaborare le proprie emozioni, ricostruire la propria autostima e sviluppare meccanismi di coping sani.
- **Ricostruisci la tua vita**: concentrati sulla ricostruzione della tua vita riconnettendoti con amici e familiari che ti sostengono, perseguendo i tuoi interessi e stabilendo nuovi obiettivi.

Affrontare i narcisisti nelle relazioni personali richiede una combinazione di definizione dei confini, comunicazione efficace, cura di sé e supporto. Riconoscere quando è il momento di andarsene è fondamentale per proteggere il proprio benessere e raggiungere la libertà emotiva. Implementando le strategie delineate in questo capitolo, puoi affrontare queste relazioni difficili e dare priorità alla tua salute e felicità.

Nei prossimi capitoli esploreremo le strategie per gestire i narcisisti in contesti professionali e forniremo ulteriori strumenti e tecniche per mantenere la salute mentale ed emotiva. Basandosi sulle conoscenze e sulle competenze acquisite in questo capitolo, sarai meglio attrezzato per gestire le interazioni con i narcisisti e mantenere il tuo benessere.

Capitolo 6

Strategie per trattare con i narcisisti nelle relazioni professionali

Navigare nelle relazioni professionali con i narcisisti può essere impegnativo e stressante. Questo capitolo fornisce strategie pratiche per gestire le aspettative e risolvere i conflitti sul posto di lavoro per mantenere un ambiente di lavoro sano e proteggere la propria carriera.

Gestire le aspettative

Comprendere e gestire le tue aspettative quando hai a che fare con colleghi o superiori narcisisti è fondamentale per mantenere il tuo benessere e la tua integrità professionale.

Aspettative realistiche sul posto di lavoro

1. **Riconoscere i tratti narcisistici**

    o **Consapevolezza**: Sii consapevole dei tratti narcisistici comuni come il senso di diritto, la mancanza di empatia e un costante bisogno di ammirazione. Riconoscere questi tratti può aiutarti a gestire le tue interazioni in modo più efficace.

- o **Comportamento predittivo**: Comprendi che i narcisisti possono dare priorità ai propri bisogni e ai propri programmi, spesso a scapito degli altri. Questa consapevolezza può aiutarti ad anticipare il loro comportamento e pianificare di conseguenza.

2. **Stabilisci obiettivi realistici**

- o **Modificare le aspettative**: stabilisci obiettivi realistici per le tue interazioni con il narcisista. Comprendi che è improbabile che il loro comportamento cambi in modo significativo e concentrati su ciò che puoi controllare.
- o **Confini professionali**: Stabilire chiari confini professionali. Definisci quale comportamento tollererai e cosa è inaccettabile sul posto di lavoro.

3. **Dai priorità alle tue responsabilità**

- o **Concentrati sul tuo lavoro**: concentrati sui tuoi compiti e sulle tue responsabilità.

Evita di rimanere invischiato nel dramma o nelle manipolazioni del narcisista.

- ○ **Mantenere la professionalità**: Mantieni sempre la professionalità nelle tue interazioni. Non lasciare che il comportamento del narcisista influenzi le tue prestazioni o la tua condotta.

4. **Interazioni tra documenti**

- ○ **Conserva i registri**: documentare tutte le interazioni significative con il narcisista, in particolare quelle che comportano conflitti o richieste irragionevoli. Questa documentazione può essere utile se è necessario intensificare il problema o chiedere supporto alle risorse umane.
- ○ **Comunicazione e-mail**: utilizzare la posta elettronica per comunicazioni importanti per avere una registrazione scritta di richieste, risposte e decisioni.

Risoluzione dei conflitti

Tecniche efficaci di risoluzione dei conflitti sono essenziali quando si ha a che fare con i narcisisti sul posto di lavoro. Queste strategie possono aiutarti ad affrontare i problemi in modo costruttivo e a mantenere un ambiente di lavoro positivo.

Tecniche per risolvere i conflitti

1. **Mantieni la calma e l'obiettivo**

   o **Regolazione emotiva**: Pratica tecniche di regolazione emotiva come la respirazione profonda o la consapevolezza per mantenere la calma durante i conflitti.

   o **Obiettività**: Affrontare il conflitto concentrandosi sui fatti e sulle osservazioni oggettive piuttosto che sulle emozioni.

2. **Utilizzare la comunicazione assertiva**

   o **Chiaro e diretto**: Comunica le tue preoccupazioni in modo chiaro e diretto utilizzando le affermazioni in prima persona. Ad esempio, "Sono preoccupato quando le scadenze non vengono rispettate perché ciò influisce sulle prestazioni del nostro team".

   o **Fermezza**: sii fermo e assertivo nell'esprimere i tuoi bisogni e i tuoi limiti. Evita di essere passivo o aggressivo.

3. **Cerca un terreno comune**

- ○ **Approccio collaborativo**: Cercare aree di interesse comune o di reciproco vantaggio. Proponi soluzioni che soddisfino sia le tue esigenze che i desideri del narcisista.
- ○ **Soluzioni vantaggiose per tutti**: Mirare a soluzioni vantaggiose per tutti che possano soddisfare entrambe le parti. Ad esempio, concordando scadenze e responsabilità chiare a vantaggio delle prestazioni del team.

4.   **Stabilisci confini chiari**

- ○ **Definire i limiti**: Definire chiaramente quale comportamento è accettabile e cosa non lo è. Comunica questi confini al narcisista e applicali costantemente.
- ○ **Conseguenze**: Stabilire e comunicare le conseguenze dell'attraversamento dei confini. Ad esempio, "Se le scadenze non vengono rispettate, dovremo coinvolgere il project manager per risolvere il problema".

5.   **Coinvolgere un mediatore**

- ○ **Mediazione di terze parti**: Se la risoluzione diretta non è possibile, coinvolgere una terza parte neutrale come un supervisore, un rappresentante delle risorse umane o un mediatore professionale.

- **Incontri strutturati**: tenere incontri strutturati con il mediatore per discutere il conflitto e le potenziali soluzioni in un ambiente controllato.

6. **Concentrati sulle soluzioni, non sulla colpa**

- **Risoluzione dei problemi**: concentrarsi sulla ricerca di soluzioni piuttosto che sull'assegnazione di colpe. Questo approccio può aiutare a mitigare il conflitto e incoraggiare la collaborazione.
- **Orientato al futuro**: Concentrarsi su ciò che può essere fatto in futuro per prevenire problemi simili, piuttosto che soffermarsi sui conflitti del passato.

7. **Proteggi il tuo benessere**

- **Cerca supporto**: cercare il sostegno di colleghi fidati, mentori o un consulente professionista per far fronte allo stress e all'impatto emotivo di avere a che fare con un narcisista.

- ○ **Automedicazione**: impegnarsi in attività di cura di sé al di fuori del lavoro per mantenere la propria salute mentale ed emotiva.

Costruire una rete di supporto

Una solida rete di supporto ha un valore inestimabile quando si ha a che fare con individui narcisisti sul posto di lavoro. Colleghi e mentori possono fornire guida, convalida e supporto pratico, aiutandoti a superare le complessità di queste interazioni impegnative.

Cercare supporto da colleghi e mentori

1. **Identificare i colleghi fidati**

   - ○ **Osservare il comportamento**: Cerca colleghi che dimostrino empatia, affidabilità e professionalità. Questi individui hanno maggiori probabilità di fornire feedback di supporto e costruttivi.
   - ○ **Costruisci relazioni**: Promuovere le relazioni con questi colleghi attraverso la collaborazione su progetti, conversazioni casuali e supporto reciproco.

2. **Comunicare apertamente**

- **Condividi esperienze**: condividi apertamente le tue esperienze e preoccupazioni sul narcisista con colleghi fidati. Ciò può fornire convalida e diverse prospettive sulla situazione.
- **Chiedi consiglio**: chiedere consigli su come gestire situazioni specifiche. I colleghi che hanno affrontato sfide simili possono offrire spunti e strategie preziosi.

3. **Utilizza le dinamiche di squadra**

- **La forza dei numeri**: nelle impostazioni della squadra, allineati con gli altri membri della squadra per garantire un fronte unito. Ciò può ridurre la capacità del narcisista di manipolare o dominare il gruppo.
- **Ambiente favorevole**: Creare un ambiente di lavoro favorevole in cui i membri del team si sentano sicuri nell'esprimere le proprie preoccupazioni e nel sostenersi a vicenda.

4. **Interagisci con i mentori**

- **Scegli saggiamente**: selezionare mentori che abbiano esperienza nel gestire personalità difficili e possano fornire indicazioni su come orientarsi nelle dinamiche del posto di lavoro.

- o **Check-in regolari**: Pianifica check-in regolari con il tuo mentore per discutere i tuoi progressi, le sfide e le strategie per affrontare il narcisista.

5. **Partecipare a reti professionali**

- o **Partecipa alle Associazioni**: Unisciti ad associazioni o reti professionali legate al tuo campo. Questi possono fornire ulteriore supporto, risorse e opportunità di sviluppo professionale.
- o **Partecipa agli eventi**: Partecipa a eventi di networking, workshop e conferenze per costruire una rete di supporto più ampia e acquisire nuove conoscenze.

Considerazioni legali e sulle risorse umane

Comprendere i propri diritti legali e sapere quando coinvolgere le Risorse umane (HR) è fondamentale quando si affronta un comportamento narcisistico sul posto di lavoro. Questa sezione fornisce indicazioni su come affrontare questi aspetti per proteggersi e mantenere un ambiente di lavoro sicuro.

Conoscere i tuoi diritti

1. **Familiarizzare con le politiche aziendali**

- o **Manuale del dipendente**: esamina il manuale dei dipendenti o il codice di condotta della tua azienda per comprendere le politiche relative al comportamento sul posto di lavoro, alle molestie e alla risoluzione dei conflitti.
- o **Politiche di tolleranza zero**: prestare attenzione alle politiche in materia di molestie, bullismo e discriminazione. Queste politiche spesso forniscono un quadro per affrontare il comportamento narcisistico.

2. **Comprendere le tutele legali**

- o **Leggi sul lavoro**: Acquisisci familiarità con le leggi e le normative sul lavoro della tua regione che tutelano i dipendenti da molestie, discriminazioni e trattamenti ingiusti.
- o **Tutela degli informatori**: scopri le tutele per gli informatori se devi segnalare comportamenti non etici o illegali.

3. **Incidenti documentali**

- **Registrazioni dettagliate**: Tieni registri dettagliati di tutte le interazioni problematiche con il narcisista. Includere date, orari, comportamenti specifici ed eventuali testimoni presenti.
- **Registri di comunicazione**: salva e-mail, messaggi e altre comunicazioni che illustrano il comportamento del narcisista e il suo impatto sul tuo lavoro.

Quando coinvolgere le risorse umane

1. **Valutare la situazione**

   - **Gravità e frequenza**: Considerare la gravità e la frequenza del comportamento narcisistico. Un comportamento persistente e dannoso che influisce sul tuo benessere o sulle tue prestazioni lavorative garantisce il coinvolgimento delle risorse umane.
   - **Impatto sul lavoro**: Valuta come il comportamento influisce sul tuo lavoro e sull'ambiente di lavoro. Se crea un ambiente di lavoro ostile, è tempo di agire.

2. **Prepara il tuo caso**

- o **Documentazione**: raccogli tutta la documentazione del comportamento del narcisista, compresi i resoconti degli incidenti, i registri delle comunicazioni e le eventuali dichiarazioni dei testimoni.
- o **Esempi specifici**: preparati a fornire esempi specifici di come il comportamento viola le politiche aziendali e influisce sul tuo lavoro.

3. Pianifica un incontro con le risorse umane

- o **Denuncia formale**: Pianifica un incontro con un rappresentante delle risorse umane per discutere formalmente le tue preoccupazioni. Presenta il tuo caso in modo chiaro e calmo, concentrandoti su fatti e incidenti documentati.
- o **Richiedi riservatezza**: Richiedi riservatezza per proteggerti da potenziali ritorsioni.

4. Seguito

- o **Monitorare i progressi**: dopo aver riferito alle risorse umane, monitorare la situazione per vedere se ci sono miglioramenti o ulteriori azioni intraprese dalle risorse umane.

- o **Modifiche al documento**: continua a documentare eventuali interazioni e cambiamenti di comportamento in seguito alla segnalazione.

5. **Incrementare se necessario**

- o **Autorità superiori**: Se la situazione non migliora o se le risorse umane non intraprendono le azioni appropriate, valuta la possibilità di inoltrare il problema alle autorità superiori all'interno dell'azienda.
- o **Risorse esterne**: Nei casi più gravi, cercare risorse esterne come consulenza legale o contattare gli organismi di regolamentazione per ulteriore supporto.

Costruire una rete di supporto e comprendere le considerazioni legali e relative alle risorse umane sono strategie vitali per affrontare i narcisisti nelle relazioni professionali. Cercando il sostegno di colleghi e mentori e conoscendo i tuoi diritti, puoi affrontare meglio queste dinamiche impegnative e proteggere il tuo benessere professionale.

Nei prossimi capitoli esploreremo ulteriori strumenti e tecniche per mantenere la tua salute mentale ed emotiva, nonché strategie per gestire i narcisisti in vari contesti. Basandosi sulle conoscenze e sulle competenze acquisite in questo capitolo, sarai meglio attrezzato per gestire le interazioni con i narcisisti e mantenere il tuo benessere sia in contesti personali che professionali.

Capitolo 7

Guarigione dall'abuso narcisistico

La guarigione dall'abuso narcisistico è un viaggio profondo che implica il riconoscimento dell'abuso, la comprensione del suo impatto e l'implementazione di strategie efficaci per il recupero. Questo capitolo fornisce una guida completa per identificare i segni di abuso narcisistico e delinea i passaggi per facilitare il processo di guarigione.

Riconoscere l'abuso narcisistico

L'abuso narcisistico è spesso insidioso e mina gradualmente il senso di sé e il benessere della vittima. Comprendere i segni dell'abuso narcisistico è il primo passo verso la guarigione.

Identificazione dei segnali di abuso

1. **Manipolazione emotiva**

   o **Illuminazione a gas**: Il narcisista distorce la realtà, facendoti dubitare delle tue percezioni e dei tuoi ricordi. Ciò porta a confusione, ansia e perdita di fiducia in se stessi.

- Spostamento della colpa: Il narcisista ti incolpa costantemente per i problemi, deviando la responsabilità e facendoti sentire in colpa per il suo comportamento.

2. Controllo e dominio

- Isolamento: Il narcisista potrebbe isolarti da amici, familiari e altri sistemi di supporto per aumentare la tua dipendenza da loro.
- Microgestione: Esercitano un controllo eccessivo sulle tue azioni, decisioni e persino sui tuoi pensieri, minando la tua autonomia e fiducia in te stesso.

3. Svalutazione e critica

- Critica costante: Le critiche frequenti e dure mirate alle tue capacità, al tuo aspetto o al tuo carattere corrodono la tua autostima e la tua fiducia.
- Umiliazione pubblica: Il narcisista può umiliarti o sminuirti di fronte agli altri per affermare dominio e controllo.

4. Comportamento incoerente

o **Trattamento caldo e freddo**: Il narcisista alterna affetto e ostilità, creando un ottovolante emotivo che ti mantiene sbilanciato e dipendente.

o **Promesse e delusioni**: Fanno promesse che non mantengono, favorendo un ciclo di speranza e delusione che mina la tua fiducia e stabilità.

5. **Sintomi emotivi e psicologici**

o **Ansia e depressione**: L'esposizione prolungata all'abuso narcisistico può portare ad ansia cronica, depressione e altri problemi di salute mentale.

o **Sintomi di disturbo da stress post-traumatico**: potresti avvertire sintomi di disturbo da stress post-traumatico (PTSD), come flashback, ipervigilanza e intorpidimento emotivo.

6. **Sintomi fisici**

o **Malattie legate allo stress**: Lo stress cronico dell'abuso narcisistico può manifestarsi in disturbi fisici come mal di testa, problemi gastrointestinali e stanchezza cronica.

o **Disturbi del sonno**: Difficoltà a dormire o avere incubi possono essere il risultato del tumulto emotivo causato dall'abuso.

Passi per il recupero

La guarigione dall'abuso narcisistico comporta un approccio sfaccettato che affronta il benessere emotivo, psicologico e fisico. Ecco alcune strategie e tecniche efficaci per favorire la guarigione.

Strategie e tecniche di guarigione

1. **Riconoscere l'abuso**

    o **Accetta la realtà**: Riconosci di essere stato vittima di abusi narcisistici. Riconoscere l'abuso è essenziale per andare avanti.
    o **Educati**: Scopri l'abuso narcisistico e i suoi effetti. Comprendere le dinamiche dell'abuso può convalidare le tue esperienze e potenziare il tuo processo di guarigione.

2. **Cerco aiuto professionale**

    o **Terapisti e consulenti**: interagire con un terapista o un consulente esperto nel recupero da traumi e abusi. Possono fornire guida e supporto personalizzati.

- ○ **Gruppi di supporto**: Unisciti a gruppi di sostegno per sopravvissuti ad abusi narcisistici. Condividere le tue esperienze con altri che capiscono può fornire convalida e solidarietà.

3. **Ricostruire l'autostima**

- ○ **Affermazioni positive**: Pratica affermazioni positive per contrastare il dialogo interiore negativo instillato dal narcisista. Ricorda a te stesso il tuo valore e le tue capacità.
- ○ **Stabilisci obiettivi**: Stabilisci obiettivi realizzabili per ricostruire la tua fiducia. Festeggia le piccole vittorie e i progressi.

4. **Stabilire i confini**

- ○ **Definire i limiti**: Definisci chiaramente i tuoi confini personali e comunicali in modo assertivo. Proteggi il tuo spazio emotivo e fisico.
- ○ **Applicare i confini**: Rafforza costantemente i tuoi confini. Preparati a prendere le distanze dalle persone che non li rispettano.

5.   **Cura di sé e benessere**

- o **Cura di sé fisica**: impegnarsi in un regolare esercizio fisico, mantenere una dieta equilibrata e garantire un sonno adeguato. La salute fisica supporta la resilienza emotiva.
- o **Cura di sé emotiva**: pratica la consapevolezza, la meditazione o lo yoga per ridurre lo stress e migliorare il benessere emotivo. Tenere un diario può aiutarti a elaborare i tuoi pensieri e le tue emozioni.

6.   **Riconnettersi con i propri cari**

- o **Ricostruire le relazioni**: riconnettersi con amici e familiari solidali. Coltiva relazioni che forniscano amore, comprensione e stabilità.
- o **Comunicare apertamente**: condividi il tuo viaggio e le tue esperienze con persone fidate. Una comunicazione aperta può rafforzare la tua rete di supporto.

7.   **Sviluppare strategie di coping**

- o **Consapevolezza e rilassamento**: Incorpora tecniche di consapevolezza e rilassamento nella tua routine quotidiana per gestire lo stress e l'ansia.

- ○ **Punti vendita sani**: trova sbocchi salutari per le tue emozioni, come attività creative, hobby o esercizio fisico.

8.   **Promuovere l'indipendenza**

- ○ **Indipendenza finanziaria**: Lavorare verso l'indipendenza finanziaria per ridurre ogni dipendenza residua dal narcisista. Ciò può fornire un senso di sicurezza e di empowerment.
- ○ **Il processo decisionale**: Esercitati a prendere decisioni in modo indipendente. Abbi fiducia nel tuo giudizio e nella tua intuizione mentre ricostruisci il tuo senso di sé.

9.   **In cerca di giustizia**

- ○ **Azione legale**: In caso di abuso grave, valuta la possibilità di intraprendere un'azione legale per proteggerti e ritenere responsabile l'aggressore.
- ○ **Difesa**: Difendi te stesso e gli altri che hanno subito abusi narcisistici. Condividere la tua storia può aumentare

la consapevolezza e contribuire alla guarigione collettiva.

Interventi terapeutici

La terapia può svolgere un ruolo cruciale nel processo di recupero dall'abuso narcisistico. Diversi tipi di terapia offrono vari vantaggi, aiutandoti a elaborare le tue esperienze, a guarire le ferite emotive e a costruire un senso di sé più sano.

Tipi di terapia e loro benefici

1. **Terapia cognitivo comportamentale (CBT)**

   - **Messa a fuoco**: La CBT ti aiuta a identificare e sfidare modelli di pensiero e comportamenti negativi. È particolarmente efficace nell'affrontare il pensiero distorto che spesso deriva dall'abuso narcisistico.
   - **Vantaggi**: Questa terapia può ridurre i sintomi di ansia e depressione, migliorare la regolazione emotiva e aumentare l'autostima promuovendo modelli di pensiero più sani.

2. **Terapia dialettica comportamentale (DBT)**

- ○ **Messa a fuoco**: La DBT combina tecniche cognitivo-comportamentali con pratiche di consapevolezza. È progettato per aiutarti a gestire emozioni intense e migliorare le relazioni.
- ○ **Vantaggi**: La DBT fornisce capacità di regolazione emotiva, tolleranza al disagio e comunicazione interpersonale efficace, che sono essenziali per riprendersi dalla manipolazione emotiva sperimentata nell'abuso narcisistico.

3. **Desensibilizzazione e rielaborazione attraverso i movimenti oculari (EMDR)**

- ○ **Messa a fuoco**: L'EMDR viene utilizzato per elaborare e ridurre il disagio associato ai ricordi traumatici. È particolarmente efficace per i sintomi del disturbo da stress post-traumatico.
- ○ **Vantaggi**: Questa terapia può aiutare a diminuire l'impatto emotivo dei ricordi traumatici, riducendo i flashback e i pensieri intrusivi legati all'abuso.

4. **Terapia Psicodinamica**

o **Messa a fuoco**: La terapia psicodinamica esplora i processi inconsci che influenzano il comportamento e le emozioni, spesso derivanti dalle prime esperienze di vita.

o **Vantaggi**: Questa terapia può fornire approfondimenti sulle cause profonde del tuo dolore emotivo, aiutandoti a comprendere e modificare modelli di lunga data influenzati dalla relazione narcisistica.

5. **Terapia umanistica**

o **Messa a fuoco**: La terapia umanistica enfatizza la crescita personale e l'autorealizzazione. Si concentra sulla tua capacità di autoguarigione e di sviluppo personale.

o **Vantaggi**: Questa terapia può migliorare la consapevolezza di sé, l'accettazione di sé e la crescita personale, favorendo un senso di sé più forte e positivo.

6. **Terapia di supporto**

o **Messa a fuoco**: La terapia di supporto fornisce supporto emotivo e consigli pratici in un ambiente non giudicante.

- Vantaggi: questo approccio può aiutarti a sentirti convalidato e supportato durante il processo di guarigione, offrendo strumenti pratici per gestire le sfide quotidiane.

7. **Terapia di gruppo**

- **Messa a fuoco**: La terapia di gruppo prevede l'incontro con altri che hanno sperimentato forme simili di abuso, facilitato da un terapista esperto.
- **Vantaggi**: Condividere esperienze in un contesto di gruppo può ridurre i sentimenti di isolamento, fornire molteplici prospettive e favorire un senso di comunità e sostegno reciproco.

8. **Terapia artistica**

- **Messa a fuoco**: L'arteterapia utilizza processi creativi per aiutare a esprimere ed elaborare le emozioni.
- **Vantaggi**: Questa terapia può essere particolarmente utile per coloro che hanno difficoltà a verbalizzare i propri sentimenti, offrendo uno sbocco non verbale per l'espressione emotiva e la guarigione.

Costruire la resilienza

La resilienza è la capacità di riprendersi dalle avversità. Sviluppare forza emotiva e resilienza è una parte fondamentale del processo di guarigione dopo aver subito un abuso narcisistico.

Sviluppare la forza emotiva e la resilienza

1. **Consapevolezza e meditazione**

    o **Pratiche di consapevolezza**: impegnarsi in pratiche di consapevolezza come la meditazione, esercizi di respirazione profonda e movimenti consapevoli (come lo yoga) per rimanere presenti e ridurre lo stress.

    o **Vantaggi**: Queste pratiche possono migliorare la regolazione emotiva, ridurre l'ansia e aumentare il benessere generale.

2. **Relazioni positive**

    o **Connessioni di supporto**: Circondati di persone solidali, empatiche e affidabili che ti sollevano e ti incoraggiano.

    o **Vantaggi**: Le relazioni positive forniscono supporto emotivo, riducono i sentimenti di isolamento e favoriscono un senso di appartenenza e accettazione.

3. **Auto-compassione**

- **Pratica la gentilezza verso te stesso**: Trattati con la stessa gentilezza e comprensione che offriresti a un amico. Riconosci il tuo dolore senza giudizio.
- **Vantaggi**: L'autocompassione può ridurre i discorsi interiori negativi, aumentare l'autostima e migliorare il benessere emotivo.

4. **Salute fisica**

- **Stile di vita sano**: Mantenere una dieta equilibrata, svolgere un'attività fisica regolare e garantire un sonno adeguato. La salute fisica è strettamente legata alla resilienza emotiva.
- **Vantaggi**: Una buona salute fisica supporta la stabilità emotiva, riduce lo stress e migliora la qualità generale della vita.

5. **Empowerment personale**

- **Stabilisci i confini**: Esercitati a stabilire e mantenere sani confini in tutte le relazioni. Questo protegge il tuo spazio emotivo e previene ulteriori abusi.

- o **Vantaggi**: I confini ti consentono di prendere il controllo della tua vita e delle tue interazioni, favorendo un senso di sicurezza e autonomia.

6. **Mentalità di crescita**

- o **Abbraccia l'apprendimento**: Adottare una mentalità di crescita considerando le sfide come opportunità di apprendimento e crescita personale.
- o **Vantaggi**: Questa mentalità incoraggia la resilienza, l'adattabilità e una visione positiva delle difficoltà della vita.

7. **Scopo e significato**

- o **Identifica i tuoi valori**: Rifletti sui tuoi valori fondamentali e su ciò che ti dà significato e scopo nella vita.
- o **Vantaggi**: Perseguire attività e obiettivi significativi migliora il senso di scopo e realizzazione, contribuendo alla resilienza generale.

8. **Sviluppo professionale**

- o **Sviluppo delle abilità**: cogliere opportunità di sviluppo professionale per sviluppare le proprie capacità e la fiducia nella propria carriera.
- o **Vantaggi**: Raggiungere il successo nella vita professionale può aumentare l'autostima, fornire un senso di realizzazione e ridurre la dipendenza dalla convalida esterna.

Gli interventi terapeutici e le strategie di costruzione della resilienza sono componenti essenziali della guarigione dall'abuso narcisistico. Impegnandoti in varie forme di terapia e concentrandoti sullo sviluppo della forza emotiva e della resilienza, puoi rivendicare il tuo senso di sé, ricostruire la tua vita e andare avanti con fiducia e forza.

Nei capitoli seguenti esploreremo ulteriori strumenti e tecniche per mantenere la salute mentale ed emotiva, nonché strategie per costruire relazioni più sane in futuro. Applicando le conoscenze e le competenze acquisite in questo capitolo, sarai meglio attrezzato per gestire le sfide della vita e prosperare oltre le ombre dell'abuso narcisistico.

Capitolo 8

Aiutare gli altri a comprendere e gestire i narcisisti

Comprendere il disturbo narcisistico di personalità (NPD) non è cruciale solo per le persone direttamente colpite, ma anche per i loro cari che potrebbero avere difficoltà a comprendere le complesse dinamiche in gioco. Educare e sostenere gli altri nel trattare con i narcisisti può favorire un ambiente più favorevole per tutti i soggetti coinvolti. Questo capitolo si concentra sulle strategie per aiutare i propri cari a comprendere il NPD e offre indicazioni su come gestire efficacemente i narcisisti.

Educare i propri cari

Educare i propri cari sull'NPD implica fornire loro informazioni accurate e aiutarli a riconoscere i segni e l'impatto del comportamento narcisistico. Aumentando la consapevolezza, puoi favorire l'empatia e la comprensione, che sono essenziali per un ambiente favorevole.

Insegnare agli altri l'NPD

1. **Condivisione delle informazioni**

   - **Libri e articoli**: fornire ai propri cari libri, articoli e risorse online credibili sull'NPD consigliati. Le informazioni provenienti da fonti attendibili possono aiutarli a comprendere le complessità della condizione.
   - **Documentari e video**: suggerisci documentari e video che spiegano l'NPD. I media visivi possono essere particolarmente efficaci nel trasmettere gli aspetti emotivi e psicologici dell'abuso narcisistico.

2. **Spiegare i concetti chiave**

   - **Definizione e caratteristiche**: Spiegare cos'è l'NPD e descrivere i criteri e le caratteristiche cliniche. Evidenzia tratti come la mancanza di empatia, il bisogno di ammirazione e il comportamento manipolativo.
   - **Tipi di narcisismo**: Discuti i diversi tipi di narcisismo, come il narcisismo grandioso e vulnerabile. Questo aiuta a

comprendere le varie presentazioni del disturbo.

3. **Utilizzando esempi di vita reale**

- ○ **Esperienze personali**: condividi le tue esperienze (se ti è comodo) per fornire esempi concreti di come si manifesta il comportamento narcisistico. Le storie personali possono rendere le informazioni più riconoscibili e di maggiore impatto.
- ○ **Casi di studio**: utilizzare casi di studio ipotetici o resi anonimi per illustrare scenari e comportamenti comuni associati ai narcisisti. Questo aiuta a riconoscere modelli e dinamiche.

4. **Chiarire le idee sbagliate**

- ○ **Miti sfatati**: affrontare le idee sbagliate comuni sull'NPD, come la convinzione che tutti i narcisisti siano apertamente fiduciosi o che siano semplicemente egoisti. Chiarire le basi psicologiche del disturbo.
- ○ **Evidenziare l'impatto**: Enfatizzare il significativo impatto emotivo e psicologico del comportamento narcisistico sulle vittime. Ciò aiuta i

propri cari a comprendere la gravità del problema.

5. **Fornire contesto**

- **Teorie psicologiche**: offrire approfondimenti sulle teorie psicologiche e sulle cause dell'NPD, come le influenze infantili e le dinamiche familiari. Comprendere le origini del disturbo può favorire l'empatia.
- **Fattori genetici e ambientali**: discutere il dibattito tra natura e educazione in relazione all'NPD. Spiegare come sia le predisposizioni genetiche che i fattori ambientali contribuiscono allo sviluppo dei tratti narcisistici.

6. **Incoraggiare l'empatia**

- **Presa della prospettiva**: incoraggiare i propri cari a mettersi nei panni di qualcuno affetto da abuso narcisistico. Questo può aiutarli a comprendere il costo emotivo e a sviluppare empatia.
- **Ascolto attivo**: Insegna l'importanza dell'ascolto attivo quando qualcuno condivide le proprie esperienze con comportamenti narcisistici. Convalidare i

loro sentimenti ed esperienze è fondamentale per il supporto.

Offrire indicazioni su come trattare con i narcisisti

Una volta che i propri cari hanno acquisito una comprensione fondamentale dell'NPD, il passo successivo è dotarli di strategie per affrontare efficacemente i narcisisti. Ciò comporta la definizione dei limiti, la gestione delle aspettative e il mantenimento del benessere personale.

Strategie per trattare con i narcisisti

1. **Stabilire i confini**

   - **Definire chiaramente i limiti**: Aiuta i tuoi cari a comprendere l'importanza di stabilire confini chiari e fermi con i narcisisti. Questo protegge il loro spazio emotivo e fisico.
   - **Comunicare in modo assertivo**: Insegnare tecniche di comunicazione assertiva per esprimere i confini in modo efficace. Incoraggia l'uso delle affermazioni in prima persona per trasmettere sentimenti e bisogni senza incolpare.

2. **Gestire le aspettative**

- o **Aspettative realistiche**: consigliare ai propri cari di avere aspettative realistiche riguardo al cambiamento nel comportamento del narcisista. Comprendi che è improbabile che i narcisisti cambino senza una terapia approfondita.
- o **Accettare le limitazioni**: Sottolinea l'importanza di accettare i limiti della relazione e concentrarsi su ciò che possono controllare.

3. **Cura di sé e supporto**

- o **Dai priorità alla cura di te stesso**: incoraggiare i propri cari a dare priorità alla cura di sé e al benessere. Ciò include impegnarsi in attività che portano gioia, praticare la consapevolezza e cercare un aiuto professionale se necessario.
- o **Cerca supporto**: suggerisci di unirti a gruppi di supporto o di cercare una terapia per affrontare le sfide legate alla gestione di un narcisista. Condividere esperienze con altri in situazioni simili può fornire conforto e intuizioni.

4. **Comunicazione efficace**

○ **Tono neutro**: Insegna ai tuoi cari a mantenere un tono neutro e calmo quando interagiscono con un narcisista. Evitare le reazioni emotive può prevenire l'escalation.

○ **Concentrarsi sui fatti**: Incoraggiare ad attenersi ai fatti piuttosto che impegnarsi in discussioni emotive. Ciò riduce al minimo le opportunità di manipolazione.

5. **Quando distanziare o tagliare i legami**

○ **Riconoscere la tossicità**: Aiutare i propri cari a riconoscere quando una relazione con un narcisista diventa troppo tossica o dannosa per il loro benessere.

○ **Piano di separazione**: Fornire indicazioni sulla pianificazione della separazione o sulla riduzione dei contatti, se necessario. Ciò include passaggi pratici come la creazione di un piano di sicurezza e la richiesta di consulenza legale, se necessario.

6. **Rete di supporto**

○ **Costruisci una rete di supporto**: incoraggiare i propri cari a costruire una forte rete di supporto di amici, familiari e professionisti che possano fornire supporto emotivo e pratico.

- ○ **Affidati a persone fidate**: Sottolineare l'importanza di appoggiarsi a persone fidate nei momenti difficili. Condividere il peso può alleggerire il carico emotivo.

Sostenere qualcuno che ha una relazione narcisistica e aumentare la consapevolezza sul disturbo narcisistico di personalità (NPD) sono componenti vitali per promuovere un ambiente più comprensivo e di supporto. Questa sezione fornisce indicazioni su come supportare gli individui nelle relazioni narcisistiche e offre strategie per promuovere una consapevolezza e un supporto più ampi.

Supportare qualcuno in una relazione narcisistica

Sostenere una persona in una relazione narcisistica richiede sensibilità, comprensione e assistenza pratica. Il tuo ruolo è offrire aiuto senza pressioni e fornire loro uno spazio sicuro in cui esprimere i propri sentimenti e prendere decisioni informate.

Fornire aiuto e guida

1. **Ascolto e validazione**

o   **Ascolto attivo**: Fornire un orecchio non giudicante. Lascia che condividano le loro esperienze e sentimenti senza interrompere o offrire consigli non richiesti.

o   **Convalida i loro sentimenti**: Riconoscere il dolore emotivo che stanno vivendo. Convalida i loro sentimenti e le loro esperienze per aiutarli a sentirsi ascoltati e compresi.

2.   **Offrire supporto emotivo**

o   **Sii empatico**: Mostra empatia e compassione. Comprendi che lasciare o affrontare una relazione narcisistica può essere emotivamente faticoso e complesso.

o   **Incoraggiare la cura di sé**: incoraggiarli a dare priorità alle pratiche di cura di sé come la consapevolezza, l'esercizio fisico e l'impegno in attività che portano loro gioia.

3.   **Fornire assistenza pratica**

o   **Pianificazione della sicurezza**: Se stanno pensando di lasciare la relazione, aiutateli a sviluppare un piano di sicurezza. Ciò include la protezione di documenti importanti, l'accantonamento di risorse finanziarie e l'identificazione di luoghi sicuri dove andare.

- o **Riferimenti alle risorse**: fornire informazioni su risorse quali servizi di consulenza, gruppi di supporto e assistenza legale. Offriti di aiutarli a ricercare e a connettersi con queste risorse.

4. **Evitare giudizi e pressioni**

- o **Essere pazientare**: Comprendi che lasciare una relazione narcisistica può essere un processo lungo. Evita di fare pressione su di loro affinché prendano decisioni o intraprendano azioni prima che siano pronti.
- o **Rispetta le loro scelte**: Rispettare le loro decisioni e tempistiche. Sostieni le loro scelte senza imporre le tue opinioni o soluzioni.

5. **Incoraggiare l'aiuto professionale**

- o **Suggerire la terapia**: incoraggiarli a cercare terapia o consulenza con un professionista esperto nella gestione dell'abuso narcisistico. Offriti di aiutarli a trovare un terapista adatto.

- o **Sostieni il loro viaggio**: Sostieni il loro percorso terapeutico e incoraggiali mentre affrontano i loro problemi con un professionista.

6. **Stabilire i confini**

- o **Proteggiti**: Mentre sostieni qualcuno in una relazione narcisistica, stabilisci limiti chiari per proteggere il tuo benessere. Evita di rimanere eccessivamente invischiato nei loro problemi.
- o **Mantenere l'equilibrio**: bilancia il tuo sostegno con la cura di te stesso per assicurarti di non diventare emotivamente sopraffatto o svuotato.

Sensibilizzazione

Sostenere una comprensione e un sostegno più ampi dell'NPD implica aumentare la consapevolezza pubblica, promuovere informazioni accurate e promuovere una comunità di supporto per le persone colpite da abuso narcisistico.

Sostenere una comprensione e un sostegno più ampi

1. **Iniziative Educative**

   - **Ospitare workshop e seminari**: Organizzare workshop e seminari per educare il pubblico sull'NPD. Collaborare con professionisti della salute mentale per fornire informazioni accurate e consigli pratici.
   - **Sviluppare materiali informativi**: creare brochure, opuscoli e risorse online che forniscano informazioni sull'NPD, sul suo impatto e sulle opzioni di supporto disponibili.

2. **Interagisci con i media**

   - **Scrivi articoli e post sul blog**: Contribuisci con articoli o post di blog per aumentare la consapevolezza sull'abuso narcisistico e sui suoi effetti. Condividi le tue intuizioni ed esperienze per educare un pubblico più ampio.
   - **Partecipare alle interviste**: interagire con i media per interviste o podcast per discutere di NPD e sostenere una maggiore consapevolezza e supporto.

3. **Promuovere reti di supporto**

o **Avvocato per i gruppi di supporto**: Promuovere la creazione e l'accessibilità di gruppi di sostegno per i sopravvissuti all'abuso narcisistico. Sostieni e partecipa a questi gruppi per offrire aiuto e raccogliere feedback.

o **Incoraggiare il coinvolgimento della comunità**: promuovere il coinvolgimento della comunità nella sensibilizzazione sull'NPD. Incoraggiare le organizzazioni locali e le reti di supporto ad affrontare il problema e fornire risorse.

4. **Difesa legislativa e politica**

o **Modifiche alle politiche di supporto**: Sostenitore di politiche e leggi che rispondano ai bisogni dei sopravvissuti all'abuso narcisistico. Sostenere iniziative che migliorino le risorse per la salute mentale e le tutele legali.

o **Collaborare con gruppi di difesa**: Collabora con gruppi di difesa focalizzati sulla salute mentale e sugli abusi domestici per amplificare i tuoi sforzi e creare un cambiamento sistemico.

5. **Promuovere la ricerca e i finanziamenti**

- o **Sostenere iniziative di ricerca**: sostenitore della ricerca sull'NPD e del suo impatto. Incoraggiare i finanziamenti per studi che esplorano trattamenti efficaci e strategie di supporto.
- o **Sensibilizzare alle esigenze di finanziamento**: contribuire a raccogliere fondi per organizzazioni e iniziative di ricerca dedicate alla comprensione e alla lotta contro l'abuso narcisistico.

6. **Promuovi conversazioni aperte**

- o **Crea spazi sicuri**: promuovere conversazioni aperte sull'NPD e sull'abuso narcisistico in vari forum, tra cui scuole, luoghi di lavoro e centri comunitari.
- o **Incoraggiare l'empatia e la comprensione**: promuovere una cultura di empatia e comprensione condividendo conoscenze ed esperienze personali. Incoraggia gli altri ad ascoltare e conoscere le complessità delle relazioni narcisistiche.

Supportare qualcuno in una relazione narcisistica e aumentare la consapevolezza sull'NPD sono fondamentali per promuovere una comunità solidale e informata. Offrendo supporto compassionevole, fornendo assistenza pratica e sostenendo una comprensione più ampia e un cambiamento sistemico, puoi contribuire alla guarigione e all'empowerment di coloro che sono colpiti da abuso narcisistico.

Conclusione

Nel concludere questa esplorazione del Disturbo Narcisistico di Personalità (NPD) e del suo impatto sulle relazioni, rivisitiamo le intuizioni chiave di ogni capitolo e offriamo riflessioni finali e incoraggiamento. Questo viaggio ha fornito una comprensione completa del NPD, strategie pratiche per trattare con i narcisisti e una guida per guarire e supportare gli altri.

Riepilogo dei punti chiave

1. **Comprendere il disturbo narcisistico di personalità**
   - **Definizione e caratteristiche**: Abbiamo definito l'NPD, delineandone i criteri clinici e i tratti primari, tra cui grandiosità, mancanza di empatia e manipolazione.
   - **Tipi di narcisismo**: Abbiamo distinto tra narcisismo grandioso e vulnerabile, evidenziando come questi tipi si manifestino in modo diverso nel comportamento e nelle relazioni.
   - **Prevalenza e idee sbagliate**: Abbiamo discusso della prevalenza del NPD e sfatato i miti comuni, chiarendo che non tutti i narcisisti sono apertamente

arroganti e che il NPD è un grave disturbo psicologico.

2. **Le radici del narcisismo**

   - **Teorie psicologiche**: Abbiamo esplorato varie teorie sulle origini del NPD, comprese le prospettive psicoanalitiche, comportamentali e cognitive.

   - **Influenze infantili e dinamiche familiari**: Abbiamo esaminato come le prime esperienze di vita e le dinamiche familiari contribuiscono allo sviluppo di tratti narcisistici.

   - **Fattori genetici e ambientali**: Abbiamo considerato l'interazione tra predisposizioni genetiche e influenze ambientali nello sviluppo di NPD.

3. **Identificazione dei comportamenti narcisistici**

   - **Tratti e comportamenti comuni**: Abbiamo identificato i segnali chiave e i segnali d'allarme del comportamento narcisistico, come l'eccessivo bisogno di ammirazione e lo sfruttamento degli altri.

   - **Stili di comunicazione narcisistici**: Abbiamo analizzato i modelli di comunicazione tipici dei narcisisti, comprese le tattiche manipolative e l'uso del fascino per ingannare.

- Casi di studio: Abbiamo fornito esempi di vita reale per illustrare come il comportamento narcisistico si manifesta in vari scenari.

4. **Impatto del narcisismo sulle relazioni**
   - **Relazioni personali**: Abbiamo discusso gli effetti dannosi del narcisismo su famiglia, amici e partner romantici, evidenziando la manipolazione emotiva e le dinamiche tese.
   - **Relazioni professionali**: Abbiamo esaminato l'impatto del narcisismo sul posto di lavoro, comprese le sfide nella progressione di carriera e nelle dinamiche di squadra.
   - **Conseguenze emotive e psicologiche**: Abbiamo affrontato gli effetti sulla salute mentale degli individui coinvolti con narcisisti, come ansia, depressione e diminuzione dell'autostima.

5. **Strategie per trattare con i narcisisti nelle relazioni personali**
   - **Stabilire i confini**: Abbiamo sottolineato l'importanza di stabilire confini chiari e fermi con i narcisisti per proteggere il benessere personale.
   - **Comunicazione efficace**: Abbiamo fornito strategie per una comunicazione

assertiva, concentrandoci sulla chiarezza e sulla fermezza per prevenire la manipolazione.

  o **Cura di sé e supporto**: Abbiamo sottolineato la necessità di prendersi cura di sé e l'importanza di cercare sostegno da persone fidate.

  o **Quando allontanarsi**: Abbiamo discusso dei segnali che indicano quando è necessario porre fine a una relazione e come pianificare una separazione sicura, se necessario.

6. **Strategie per trattare con i narcisisti nelle relazioni professionali**

  o **Gestire le aspettative**: Abbiamo consigliato di mantenere aspettative realistiche quando si ha a che fare con i narcisisti sul posto di lavoro e di comprendere i loro limiti.

  o **Risoluzione dei conflitti**: Abbiamo fornito tecniche per risolvere i conflitti con i narcisisti, enfatizzando la comunicazione calma e fattuale.

  o **Costruire una rete di supporto**: Abbiamo sottolineato l'importanza di cercare il sostegno di colleghi e mentori per gestire le sfide sul posto di lavoro.

- ○ **Considerazioni legali e sulle risorse umane**: Abbiamo discusso della conoscenza dei tuoi diritti e del coinvolgimento delle risorse umane quando necessario per affrontare le questioni sul posto di lavoro che coinvolgono i narcisisti.

7. **Guarigione dall'abuso narcisistico**
   - ○ **Riconoscere l'abuso narcisistico**: Abbiamo definito i segni dell'abuso narcisistico e il suo impatto sulla salute mentale.
   - ○ **Passi per il recupero**: Abbiamo delineato strategie per la guarigione, compreso l'impegno nella terapia e lo sviluppo della resilienza.
   - ○ **Interventi terapeutici**: Abbiamo esplorato diversi tipi di terapia e i loro benefici nell'affrontare gli effetti dell'abuso narcisistico.
   - ○ **Costruire la resilienza**: Abbiamo fornito strategie per sviluppare forza emotiva e resilienza, concentrandoci sulla cura di sé, sulle relazioni positive e sulla crescita personale.

8. **Aiutare gli altri a comprendere e gestire i narcisisti**

o **Educare i propri cari**: Abbiamo discusso di come educare gli altri sull'NPD, utilizzando risorse ed esempi di vita reale per migliorare la comprensione.

o **Supportare qualcuno in una relazione narcisistica**: Abbiamo fornito indicazioni su come offrire supporto, compreso l'ascolto, l'assistenza pratica e il rispetto delle loro decisioni.

o **Sensibilizzazione**: Abbiamo delineato strategie per promuovere una più ampia comprensione dell'NPD, comprese iniziative educative, coinvolgimento dei media e sostegno politico.

Considerazioni finali

Affrontare le relazioni con individui che soffrono di disturbo narcisistico di personalità può essere incredibilmente impegnativo, sia in contesti personali che professionali. Questo libro ha lo scopo di fornirti le conoscenze e gli strumenti necessari per riconoscere i comportamenti narcisistici, comprenderne le radici e implementare strategie efficaci per la gestione e la guarigione da queste relazioni.

Ricorda, non sei solo in questo viaggio. Molte persone hanno attraversato con successo le complessità delle relazioni narcisistiche e hanno trovato guarigione e empowerment. È importante dare priorità al proprio benessere e cercare supporto quando necessario. Applicando le intuizioni e le strategie discusse in questo libro, puoi costruire relazioni più sane, favorire la crescita personale e sostenere una maggiore comprensione dell'NPD.

Mentre vai avanti, porta con te la consapevolezza che le tue esperienze e i tuoi sentimenti sono validi e che la guarigione e la crescita non sono solo possibili ma realizzabili. Continua a cercare conoscenza, costruisci resilienza e supporta gli altri che stanno intraprendendo il proprio viaggio. Il tuo percorso per comprendere e affrontare il narcisismo è un passo significativo verso la creazione di un mondo più empatico e solidale.